常见病的治疗与调养丛书

脑卒中的治疗与调养

上海科学技术文献出版社

Shanghai Scientific and Technological Literature Press

大字本

三分治 七分养

图书在版编目（CIP）数据

脑卒中的治疗与调养／朱路文编.—上海：上海
科学技术文献出版社,2018
ISBN 978 - 7 - 5439 - 7638 - 2

Ⅰ.①脑⋯　Ⅱ.①朱⋯　Ⅲ.①脑血管疾病 - 防治
Ⅳ.①R743

中国版本图书馆 CIP 数据核字（2018）第 125930 号

组稿编辑：张　树
责任编辑：苏密娅

脑卒中的治疗与调养

朱路文　编

*

上海科学技术文献出版社出版发行
（上海市长乐路 746 号　邮政编码 200040）
全 国 新 华 书 店 经 销
四川省南方印务有限公司印刷

*

开本 700×1000　1/16　印张 16.75　字数 335 000
2018 年 7 月第 1 版　　2018 年 7 月第 1 次印刷
ISBN 978 - 7 - 5439 - 7638 - 2
定价：45.00 元
http://www.sstlp.com

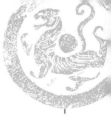

目 录

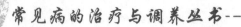

脑卒中的治疗与调养

脑卒中的治疗与调养

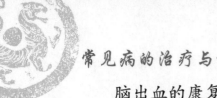

脑卒中的治疗与调养

脑卒中患者的诊疗与调治　43

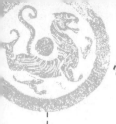

脑卒中的治疗与调养

脑卒中的治疗与调养

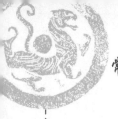

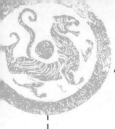

脑卒中的治疗与调养

脑卒中的治疗与调养

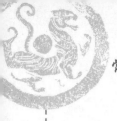

脑卒中患者的饮食调养　195

脑卒中的治疗与调养

脑卒中常识

脑卒中是中医学的一个病名，也是人们对急性脑血管疾病的统称。因其发病突然，也称为中风或脑血管意外。

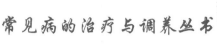

认识脑卒中

什么是脑卒中

脑卒中是中医学的一个病名，也是人们对急性脑血管疾病的统称。因其发病突然，也称为脑血管意外。由于这类疾病起病急骤，来势凶猛，病情变化迅速，像自然界的风一样"善行数变""变化莫测"，故古代医学家通过类比而将此命名为"中风"。

脑卒中的主要症状有哪些

脑卒中是以猝然昏倒，不省人事，伴发口眼㖞斜、语言不利、半身不遂或未昏倒而突然出现半身不遂为主要症状的一类疾病。

脑卒中包括哪几种类型

脑卒中包括西医学中的脑出血、蛛网膜下隙出血、脑梗死、脑血栓、短暂性脑出血发作等症。

脑卒中通常可分为三种类型，即：缺血性脑卒中、出血性脑卒中、混合性脑卒中。

缺血性脑卒中的特点是什么

缺血性脑卒中主要分以下几种类型：

（1）短暂性脑缺血发作，临床症状通常在24小时内完全消失；

（2）脑血栓，发病较缓慢，病情多呈进行性加重；

（3）脑栓塞，发病急骤，多为心脏或心脏外的栓子脱落通过血液流至脑组织中，堵塞血管；

（4）腔隙性梗死，多为颅内血堵塞，症状不严重，较为多发。

出血性脑卒中的特点是什么

出血性脑卒中主要是脑出血，多由高血压、脑动脉硬化引起，特点是发展迅速，伴有意识障碍，多有偏瘫、偏身感觉障碍等。

蛛网膜下隙出血的特点是什么

蛛网膜下隙出血，发病初期表现多为剧烈头痛或伴有呕吐，出现意识障碍等症状。混合性脑卒中指同时或相继出现脑出血和脑梗死的新鲜脑血管病灶，不过这一情况比较少见。

脑卒中发生前是否有前兆

脑卒中发生前通常会出现以下前兆：

（1）运动神经功能障碍。这类先兆症状最明显，这是由于脑供血不足使人体的运动神经发生障碍，从而引起一系列异常反应。如突然口眼㖞斜、口角流涎、言语不清、吐字困难、失语或词不达意、吞咽困难、一侧肢体无力或活动不灵活、走路不稳或突然跌倒等。

（2）头晕头痛。患者突然出现剧烈的头晕头痛，甚至恶心呕吐，或头晕头痛的程度加重，或由间断性变成持续性。一般认为，头晕头痛多是缺血性脑卒中的先兆，而剧烈头痛伴有恶心呕吐则多为出血性脑卒中的先兆。

（3）感觉功能障碍。由于脑供血不足影响脑的感知功能，从而导致面、舌、唇、肢体的麻木，有时会突然出现短暂性视物不清或眼前一片漆黑，甚至暂时性失明。有时还会出现耳鸣或听力障碍。

（4）意识障碍。由于脑缺血引起的精神委靡、嗜睡症状，即患者总处于睡不醒的状态或整日昏昏沉沉。突然变得沉默寡言、表情淡漠、多语易燥，甚至出现短暂的意识丧失或智力障碍。

（5）自主神经功能障碍。主要表现为全身疲乏无力、出虚汗、低热、胸闷、心悸或突然出现打嗝儿、呕吐等。应当注意的是，上述症状往往没有特异性，其他疾病也可能出现以上情况。但当患者出现此类症状时，应及时到医院就诊，以便及早查清病因进行针对治疗。

脑卒中的生存率如何

由于脑卒中主要是因脑部血管病变引起的脑组织及中

枢神经系统功能障碍，而老年人体质弱，且部分机体功能退化。一旦发病极易引起并发症，导致较高的死亡率。经过调查，在脑卒中患者中，高血压、心脏病以及致残程度是直接影响患者寿命的重要因素。无高血压、心脏病，有75%的患者至少可生存5年以上。所以，脑卒中患者如果积极治疗高血压、心脏病，可以延长寿命。从致残程度看，患者如能得到有效治疗，患者本身又能积极配合，可恢复到能够完全自理，一般预后较好，寿命也可相应的延长。研究表明，脑卒中后生存5年者占63.5%，6～10年者占20%，11～15年者占14%，15～20年者占2.5%；平均寿命为66.5岁，有40%的脑卒中患者寿命可达70岁以上，5%为80岁以上。由此可见，即使发生脑卒中也不会严重影响寿命。加之目前医疗技术越来越发达，脑卒中患者的寿命已远不止上述所说。

脑卒中会留下哪些后遗症

　　一般脑卒中患者康复后遗留的机体功能障碍包括肢体瘫痪、构音障碍、失语、吞咽困难、膀胱功能障碍、直肠功能障碍、认知障碍、心理障碍等。最常见的有以下三种：

　　（1）偏瘫。偏瘫指一侧肢体肌力减退、活动不利或完全不能活动。脑卒中患偏瘫发生在脑部病变的对侧，因为大脑的神经支配是交叉性的。如果是在左侧脑出血或脑梗塞，引起的则是右侧的偏瘫，反之亦然。偏瘫患者还常伴有同侧肢体的感觉障碍，如冷热不知、疼痛不觉等。有时还有同侧的视野缺损，表现为平视前方时看不到瘫痪一侧的物或人，只能将头转向瘫痪一侧才能看到，以上这三种症状，统称为"三偏"。

（2）失语。失语是脑卒中的主要后遗症，有多种类型。其中，运动性失语表现为患者能听懂别人的话，但语言表达有不同程度的困难。感觉性失语则指语言表达无障碍，但听不懂别人的话，也听不懂自己所说的话，表现为答非所问、"自说自话"。如果患者同时出现上述两种情况，则称为混合性失语。命名性失语是指患者看到一件物品，能说出它的用途，却叫不出名称。

（3）精神和智能障碍。脑卒中的范围较大或多次复发后，不少患者会出现精神和智力的障碍，表现为记忆力和计算力下降、反应迟钝、不能看书写字，最后发展为痴呆，甚至连吃饭、大小便均不能自理。还有的患者会出现胡言乱语、抑郁狂躁、哭笑无常等症状。

脑卒中后遗症的康复情况如何

脑卒中后遗症经过正确、及时的治疗，部分康复是可行的，但要达到完全康复，则比较困难。脑卒中患者的脑细胞可能会出现以下情况：

（1）功能代偿。患者通过学习和适应新的生活方式，以克服机体因脑卒中而失去的功能。大部分康复情况会在脑卒中发生后6个月内出现，之后就会停滞不前，并会逐渐消失。

（2）有限代偿。没有受到脑卒中影响的脑细胞逐渐代替死去的脑细胞的功能。不过这种情况的出现是有限的。

（3）基本复原。由于脑部肿胀导致部分细胞受损，在肿胀消除后复原，继续发挥其功能。此种情况通常会在脑卒中后几星期内出现。

（4）永久坏死。脑卒中发生时受损严重的细胞死亡，永不复原。

什么是脑卒中的"三偏"症状

脑卒中"三偏"症状是指偏瘫、偏身感觉障碍、偏盲三症同时出现的一组症状，是内囊部位病变的主要体征，多见于出血性脑卒中。

脑卒中的偏瘫的特点是什么

偏瘫，指患者半侧随意运动障碍。支配随意运动的神经纤维叫锥体束。它是从大脑皮质运动中枢中央前回的大锥体细胞发出的纤维，下行经过内囊到延髓下端交叉，到对侧相应的脊髓前角细胞，再从前角细胞发出纤维支配骨骼肌。当内囊出血时，受损的锥体束是在交叉平面以上，故瘫痪发生通常在病变的对侧，出现对侧面瘫、舌瘫、体瘫。

脑卒中偏身的特点是什么

偏身感觉障碍：指患者半侧的痛觉、温觉和本体觉障碍。传导痛、温觉的神经纤维从皮肤感受器到神经末梢再传入脊髓后角，交叉到对侧侧索上行，经内囊后支到大脑皮质中央后回感觉中枢。感觉中枢对传入的刺激进行综合分析做出热、冷、痛刺激的判断。如内对侧部位受损，则中断了对侧偏身痛、温觉传导，故形成痛、温觉障碍。传导本体感觉的感受器受刺激后传入脊髓后索上行至延髓楔束核和薄束核，再从两核发出的神经纤维交叉到对侧上行经内囊至中央后回。若内囊受损，则中断对侧偏身本体感觉的传导，出现位置觉丧失等本体感觉障碍。

脑卒中偏盲的特点是什么

偏盲：一侧视束和视放射的神经纤维，来自两眼同侧视网膜的神经纤维，经内囊后支到矩状裂视觉中枢，反映对侧视野。如果内囊受损或视放射受损，则对侧视野偏盲。

脑卒中复发率的特点

所谓复发，是指一次脑卒中痊愈或好转、稳定之后又出现新的脑卒中症状，或者是原有遗留症状明显加重。据资料显示，约有1/3的脑卒中患者在1～5年之内可能复发，而且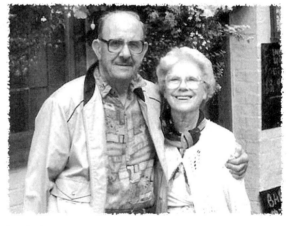每次复发症状都会在原有病情上有所加重。从复发的时间上看，1年内复发者占28%～30%，2年内复发者约占25%，3～5年复发者占24%，5年以上者约占20%。从复发次数看，1次复发占84%，2次复发占10%。复发次数越多，治疗效果就越差。

哪种类型的脑卒中复发率高

不同类型的脑脑卒中复发率也不同，出血性脑卒中要高于缺血性脑卒中。复发率最高的为蛛网膜下隙出血。

脑卒中复发的原因有哪些

对于患过脑卒中的人来说，其病症复发的主要原因是：血管病变依然存在，而且并未获得根本改善，所以一旦有诱发因素，如血流动力学或血液成分的变化，在血管机能不能代偿的情况下就会发病。因此，凡曾患有血管病变的患者，无论是否曾经患过脑卒中，都要注意脑卒中的综合性预防。而对于发生过脑卒中的患者，其血管的代偿能力较差，尽管短期复发的机会较少，但也不能忽视对复发的预防。

脑卒中后抑郁症有哪些表现

脑卒中后抑郁症主要有以下几种症状：

（1）轻度抑郁。其表现类似抑郁性神经官能症，主要症状为悲伤、沮丧、睡眠障碍、精神运动能力减退，注意力不集中、思虑过度等。

（2）重度抑郁。患者除出现轻度抑郁的症状外，还会出现紧张、焦虑、失眠、早醒、食欲减退、体重减轻、感到绝望，甚至出现自杀倾向等症。

（3）不典型抑郁症。主要症状为周期性的各种躯体不适，如头痛、头晕、胸闷、气短、恶心呕吐等。而抑郁情绪有时则不明显。

脑卒中后为什么易发抑郁症

脑卒中后抑郁症是由脑卒中后一些中枢神经递质减少引起的。中枢神经递质是传递信息的物质，它与中枢神经能否进行正常的生理活动关系密切。抑郁是脑卒中患者的主要精神障碍表现，它对患者的预后、依从性、自我照料能力、生活质量等会产生明显的负面影响。

脑卒中急性期会引发哪些并发症

脑卒中重症患者常在急性期出现严重并发症，并发症的出现与脑血管的病变部位、范围等密切相关。同时，与患者的原有疾病如高血压、心脏病、糖尿病等的患病程度有关，常见的并发症有脑疝、上消化道出血、肺部感染、尿道感染、压疮、脑心综合征等。

脑疝的特点是什么

脑疝是脑卒中急性期脑水肿所致高颅压引起的最危险症状，如治疗不及时，则很容易导致死亡。当患者出现头痛剧烈、烦躁不安、血压升高、频繁呕吐、抽搐、呼吸节律不整等表现时，则提示颅内压明显增高，可能有脑疝形成。

上消化道出血的特点是什么

上消化道出血是脑卒中的严重并发症之一，其中脑出血

（特别是脑干出血）并发率最高，是导致脑卒中患者早期死亡的主要原因。上消化道合并出血多发生在脑卒中后第 1 周内，也有与脑卒中发病同时出血者。以呕血最为多见，也能出现黑便。其原因是脑卒中急性期机体处于应激状态，引发应激性溃疡。

肺部感染的特点是什么

肺部感染是脑卒中的常见并发症之一。肺部感染可能导致肺和呼吸道血管功能紊乱，肺水肿、淤血，如果较长时间不翻身，则会导致肺部分泌物坠积，以及呕吐物误吸入气管，从而引发肺炎。此外，脑卒中患者还可能发生肺栓塞、神经源性肺水肿等肺部疾病。

压疮是怎样发生的

脑卒中患者由于患偏瘫，长期卧床不起，加上有些患者较胖，骨头隆起部位容易受压，局部皮肤血液循环与营养障碍，容易引发皮肤溃烂而形成压疮。易发部位在腰背部、臀部、股骨大转子、外踝、足跟处等。

脑心综合征的特点是什么

发病 1 周后检查心电图，会发现心脏有缺血性病变、心肌缺血、心律失常或心力衰竭等症状。

脑卒中瘫痪期容易出现哪些并发症

（1）排尿困难或尿失禁：约有超过半数的脑卒中患者会

出现排尿困难或尿失禁，通常在半年到 2 年内会自行恢复。有少数患者会在 1 个月内恢复，也有的患者在 4 年内才能恢复。所以，在患者度过危险期后，最好不使用留滞的导尿管，以免出现尿道感染，继而上行引发肾脏感染。

（2）压疮：常常发生在患者的骶部、脚跟部。产生的原因主要是患者行动困难导致这些部位长时间受压，血液供应出现障碍。

（3）骨质疏松：当骨头在非正常活动状态下承受压力的时候，30 小时后就会出现骨质疏松。偏瘫患者更应注意骨质疏松，否则极有可能出现髋关节、股骨的骨折。

（4）吞咽困难：有部分脑卒中患者会出现吞咽困难的症状。治疗方法主要是依靠插胃管或是做胃造瘘，具体操作需由医生来进行。

（5）异位骨化：是指患者瘫痪卧床不能运动时，骨头旁边的软组织出现了钙沉积。

引发脑卒中的各种因素

易引发脑卒中都有哪些疾病

引发脑卒中的病因较为复杂,主要有以下几种:

(1)动脉粥样硬化和血脂增高。这是发生脑卒中的最主要病因。由于患者的血脂调节功能发生障碍,引发血脂增高,从而使血液黏稠,血液流动缓慢,供应脑的血液量减少,加速了动脉硬化的进度,最终导致脑血栓的形成。

(2)高血压。研究表明,血压越高,引发脑卒中的危险性就越大。高血压患者发生脑卒中概率是血压正常人的6倍,近4/5的脑出血患者都是由高血压引起的。

(3)脑血管先天性异常。脑血管先天异常是引发蛛网膜下隙出血和脑出血的主要原因。而且还可能引发包括脑动脉瘤、脑血管畸形等疾病。此外,脑血管炎症也会引起缺血性脑卒中或出血性脑卒中。

(4)心脏病。心脏病也是引发脑栓塞的主要原因。脑部的血液都来自心脏,因此,风湿性、高血压性、冠状动脉硬化性心脏病等均可能产生合并症,进而出现心力衰竭或房颤,从而促使栓子脱落,进入脑动脉而引起脑栓塞。

（5）糖尿病。糖尿病患者常伴有动脉硬化，且血糖中的葡萄糖含量升高也会导致血液黏度和凝固性增高，从而加速了脑血栓的形成。研究表明，糖尿病患者患脑卒中的年龄要比健康人早 10 年，且发病率也较高。

生活中的哪些细节易引发脑卒中

（1）不良情绪。激动、焦虑等不良情绪可以引起兴奋、抑制失衡，并导致某些激素分泌增加，这些激素使小动脉收缩，心跳加快，血压升高，从而引发脑卒中。

（2）饮食不节。暴饮暴食、饮酒不当都可成为诱发脑卒中的因素。酒精能使中枢神经过于兴奋，并发出相应的指令对全身包括血管系统进行调整，引起血压升高，诱发脑卒中。

（3）过度劳累。人体虽有很强的调节能力，但过度劳累会降低这种能力，使得平时被抑制住的疾病浮出水面，诱发脑卒中。

（4）用力过猛或姿势突然改变。这些情况会导致全身血液的重新分配，而老年人的血管弹性较差，不能及时适应这些变化，从而导致脑卒中。

（5）其他原因。用药不当或降压药的服用不当，可导致血压不降或降得过低、过快；此外大便用力过大等，这些诱因都与血压的波动和动脉硬化有关。因此，应在日常生活中采取有效措施，尽量消除这些诱因，从而防止脑卒中的发生。

气候变化为什么也可导致脑卒中

据调查显示,气候突变也可诱发脑卒中。一般来说,一年四季有两个引发脑卒中的高峰期,即气温在0℃以下的隆冬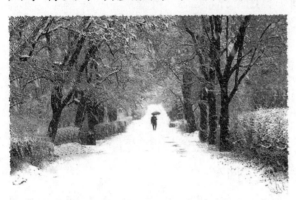季节和在32℃以上的盛夏。统计资料显示,气温在32℃时,患脑卒中的危险便要上升60%,而且气温越高,危险就性越大。这就是所谓的"热"脑卒中。

热为什么能引发脑卒中

首先,如果气温在32℃以上时,体温的调节主要靠汗液的蒸发。如果每天大约排出1000毫升或更多的汗液,虽然能使大量体温随之散失,对人体防暑有益,但是这要靠皮下血液来完成,对于老年人每况愈下的心脏来说,实在有些负担过重。"额外"的血液循环,不仅会使血压升高,有发生出血性脑卒中的危险,而且当水分补充不足时,还会因血容量不足和血液黏稠,诱发缺血性脑卒中。

其次,血流量要为散热进行的重新分配,使有限血液纷纷涌向皮肤,势必造成大脑血流量的锐减。对心血管调节功能不良及因脑动脉硬化原本供血不足的大脑来说,缺血将进一步加剧,因此极易诱发脑梗塞。

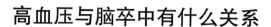

高血压与脑卒中有什么关系

据统计，93％的脑出血脑卒中患者有高血压病史，86％的脑血栓患者也有高血压病史。高血压患者与血压正常者患出血性脑卒中的比例为 7：1。可以说，血压高低与脑卒中的发病率成正比。调查显示，脑卒中也是引起高血压患者死亡的主要原因。这主要是由于高血压会使血管的张力增大，也就是将血管"绷紧"，长期如此，则会使脑动脉发生硬化，并使已经硬化了的脑部小动脉形成微小动脉瘤。微小动脉瘤是动脉血管壁上最薄弱的部位，当患者的血压突然升高，就有发生脑出血的可能。如果患者的血压突然下降，就会发生脑血栓。所以，防治高血压病是预防脑卒中的关键。

低血压为什么也要预防脑卒中

脑卒中的发生主要与血管病变有关。血压过高易导致脑血管破裂出血引发脑卒中；而血压偏低也可诱发脑血栓形成，从而导致脑卒中。这是因为健康人的脑血管在一定的血压范围内有一种自身调节的功能。当脑血管发生病变时，血管的自我调节功能在较高的血压范围内才能发挥作用。当血压较低时，脑部血液流速较慢，甚至发生暂时脑血管痉挛，使脑组织缺血、缺氧、梗死。此外，血压过低时，脑血流缓慢，容易产生血小板聚集现象，使血黏度升高，形成血栓，从而引发脑卒中。所以，低血压患者也要注意预防脑卒中，如出现头晕、站立不稳，甚至晕厥时，应及时检查血压，并积极防治低血压，以预防脑血栓的形成。

心脏病是怎样诱发脑卒中的

心脏病被认为是诱发脑卒中的一个主要原因。诱发脑卒中常见的心脏病有：充血性心力衰竭、风湿性心脏瓣膜病、亚急性感染性心内膜炎、黏液瘤、心房纤颤、冠心病、心肌梗死等。心脏病诱发脑卒中的主要原因如下：

（1）心脏瓣膜的炎性赘生物脱落或心脏附壁血栓及栓子脱落，随血液流入脑部血管引发脑血栓。

（2）心源性低血压诱发脑缺血，形成脑血栓。

（3）当脑动脉硬化、心力衰竭时，脑血流减慢，导致脑血栓形成。

（4）患心脏病时，血黏度高，血流缓慢，凝血因素的改变引发脑卒中。所以，积极治疗心脏病，可起到有效预防脑卒中的效果。

糖尿病引发脑卒中的原因是什么

糖尿病是脑卒中的常见诱发因素。据国内资料统计，约有 20% 的脑血管病患者同时患有糖尿病，并且糖尿病患者动脉硬化的发生率较健康人要高 5 倍，发生动脉硬化的时间比健康人要早，动脉硬化程度也较为严重，能广泛波及大、小动脉，引起心脏、肾脏、脑、下肢、眼底等动脉硬化。糖尿病可引发脑卒中的主要原因是：由于糖尿病患者胰岛 β 细胞分泌胰岛素不足，引起糖类、脂肪、蛋白质代谢紊乱，其中以糖代谢紊乱为主。胰岛素不足使葡萄糖转化为脂肪，使葡萄糖的贮存量减少，大量脂肪被分解成三酰甘油和游离脂肪酸，尤以胆固醇的增加更为显著，以致造成高脂血症，加速糖尿病患者动脉硬化。这是一个值得注意的问题。一般来说，糖尿病患者常伴有微血管病变和大动脉硬化两种病变。糖尿病患者的血液流变学的异常也是诱发脑卒中的主要因素。因为糖尿病患者的血液常呈高凝状态，血小板的凝聚功能亢进，血液有不同程度的凝固现象。一般而言，糖尿病患者的激素调节能力异常，生长激素增多使血小板凝聚黏附性增高，胰高血糖素增多使纤维蛋白原增加，血黏度增高，局部血流相对缓慢。这些因素都会促使血栓的形成，导致缺血性脑卒中的发生。由此可见，糖尿病患者并发高血压、高脂血症、血黏度增高症等，都是诱发脑卒中的重要因素。

肥胖和脑卒中有什么关系

研究表明，肥胖患者发生脑卒中的概率要比一般人高40%。这是由于肥胖者内分泌与代谢紊乱，血液中的胆固醇、三酰甘油含量增高，高密度脂蛋白降低。此外，肥胖者还常伴有糖尿病、高血压、冠心病等疾病，这些都是引发脑卒中的危险因素。有些肥胖者以腹部偏胖最为明显，有些则是臀部偏胖。研究表明，在肥胖程度相同的情况下，男性腹部肥胖者发生脑卒中的危险性会增加3～5倍，女性腹部肥胖者发生脑卒中的危险也比外周

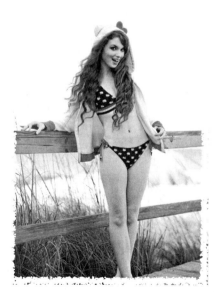

肥胖者大大增加。一般来说,女性容易胖臀部和大腿,男性容易胖腹部,这也是男性更易患脑卒中的原因。所以,防止肥胖,有益于预防脑血管病。

脑卒中与高脂血症有什么关系

血脂的主要成分是胆固醇、三酰甘油、磷脂、游离脂肪酸等。由于脂肪代谢或转运障碍使得其中一种或几种成分在血浆中的含量超过正常值称为高脂血症。高脂血症会导致动脉内膜脂质沉积,引起并加速动脉粥样硬化,所以高脂血症与脑血管病的发生有着密切联系。在脂质代谢中,脂肪中的不饱和脂肪酸对血管有保护作用。胆固醇和蛋白结合可形成脂蛋白。脂蛋白分为 3 种,分别为极低密度脂蛋白、低密度脂蛋白和高密度脂蛋白。前两种脂胆白颗粒较大,在动脉壁上浸润沉积,导致动脉粥样硬化,其含量越高,动脉粥样硬化越严重,脑卒中的发生率也就越高。而高密度脂蛋白能将沉着在血管壁上的胆固醇剥离下来并输送回肝脏,进行处理。可以说这种高密度脂蛋白的增加可以减轻动脉硬化。由此可以看出高脂血症与脑卒中的相关性。

颈椎病为什么也可诱发脑卒中

颈椎病与脑卒中有密切关系。因为人脑的血液供应来自两大动脉系统:颈内动脉系统和椎—基底动脉系统。颈椎病患者的颈椎间盘变薄,引起颈椎长轴缩短,颈动相对变长而产生弯曲。颈椎病患者的颈椎关节失稳,椎体间的钩椎关节松动并错位，导致上下横突孔不在一条竖线上，也可使椎动脉受压、变形、扭曲。此外，患有颈椎病时常见骨质增生，增生的骨赘可压迫横突孔内的椎动脉，增生的骨刺还可刺激椎动脉壁的交感神经丛，引起椎动脉痉挛及其他交感神经机能障碍，如心慌、出汗、面红、失眠等。由于椎间关节稳定性差，颈部活动时易致关节活动过度，牵拉椎动脉而造成供血不足。椎—基底动脉供血不足时，就会出现头晕、恶心、一过性视物模糊、耳鸣、肢体麻木无力、跌倒发作等。老年人在患有颈椎病的基础上，如伴有脑动脉硬化，就会使脑供血不足加重，脑血流速度明显减慢，增加了血栓形成的概率，从而容易诱发脑卒中。

为什么说季节交替也是脑卒中的诱因

一般而言，气候突变可诱发脑卒中。

冬季易诱发脑卒中的原因是：

（1）机体为了保持体温恒定，减少散热，毛细血管收缩，使外周血管阻力增加。

（2）气温降低，人体出汗少，使血容量增加。

（3）天气寒冷，散热快，为了保持体温，人体交感神经兴奋，使血压升高。如果再引起紧张、焦虑、急躁等应激情绪，极易引发脑血栓。

夏季容易诱发脑卒中的原因是：

（1）温度上升，人体会通过排汗的方式来使体温降低，以达到防暑的作用。可是这一过程需要通过皮下血液进行，从而使血液循环的负担加重，导致血压升高，因而有发生出血性脑卒中的危险。当水分补充不足时，还会因血容量不足和血黏稠，诱发缺血性脑卒中。

（2）当血流量为散热而进行重新分配时，会使有限的血液涌向皮肤，从而造成大脑血流量的锐减。这种情况对于心血管调节功能不良及因脑动脉硬化而导致的原本供血不足患者影响极大，可导致大脑缺血的进一步加剧，从而诱发脑梗死。

总之，动态的气象变化，即气温骤升或骤降，日温差大，气压、湿度变化大时，都会对人体造成明显的影响，因而极易诱发脑卒中。

为什么说脑卒中与遗传关系密切

据调查显示，脑卒中具有明显的家族遗传倾向。资料证明，父母患脑卒中者比其他人患脑卒中的概率高4倍，直系上代亲属中有患脑卒中者，其患脑卒中的概率要比正常人多2.5倍。在对脑卒中患者的家属进行调查时发现，其动脉硬化的患病率比较高，而且血管张力不稳定，并有脂肪、蛋白质代谢障碍，自主神经中枢调节功能较差。在缺血性脑卒中患者的家属中，高胆固醇血症和血液高凝状态的发生率较高。在出血性脑卒中患者的家族中，除高胆固醇血症外，低凝状态的倾向较为常见。此外，环境因素也是导致脑卒中的外在原因之一，它和家族遗传有着密切关系。对脑动脉硬化来说，实际上是遗传的因素与环境因素共同作用的结果。以上表明，有家族脑卒中史的个人，更应注意预防，以降低先天遗传的缺陷与不足，减少或避免脑卒中的发生。

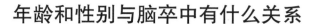

年龄和性别与脑卒中有什么关系

脑卒中发病率与年龄密切相关。随着年龄的增长，动脉硬化程度的加重，脑卒中的发病率也会明显增高。70岁以上者的脑卒中发病率是50岁以下者的20倍。在缺血性脑卒中中，脑血栓形成多见于60岁以上的老年人，而脑栓塞多见于青壮年。在出血性脑卒中中，以50～60岁者发病居多；蛛网膜下隙出血者则多为年轻人。脑卒中的死亡率也有随年龄增长而呈上升的趋势。从脑卒中的发病率和死亡率来看，一般男性多于女性，比例为1.3：1～1.5：1。男性发病率较高的原因可能与男性高血压患者多于女性，男性吸烟与饮酒者多于女性，男性多从事体力劳动因而突然用力的概率高等原因有关。

为什么脑卒中与情绪有关

情绪是人体对外界刺激的突然影响或长期影响所产生的适应性反应。情绪好坏，直接影响到人的生命活动。积极的情绪会使人心情愉快，精力充沛。如果过于兴奋，则可引起大脑皮质及丘脑下部兴奋，致使去甲肾上腺素、肾上腺素及儿茶酚胺分泌增加，从而导致全身小动脉收缩痉挛、心跳加快、血压升高，血管薄弱处易发生破

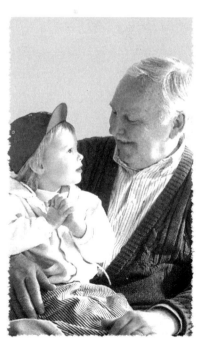

裂,引起脑出血。而不良的情绪,如暴怒,则会使体内血管活性物质明显增加,神经调节紊乱,血压急剧升高,心率加快,极易引起心脑血管疾病。所以,学会自我调节情绪,避免不良情绪的产生,可有效预防脑卒中。

脑卒中的治疗与调养

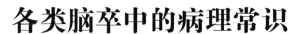

各类脑卒中的病理常识

短暂性脑缺血

什么是短暂性脑缺血

脑的短暂性血液供应不足并出现症状就叫做短暂性脑缺血。短暂性脑缺血发作是脑卒中的先兆,又称"小脑卒中"或一过性脑缺血发作,简称 TIA。

短暂性脑缺血的特点与症状是什么

它的特点是出现短暂性(一过性)、缺血性、局灶性脑功能障碍。TIA 症状繁多,主要可分为两组。一是颈内动脉系统短暂性脑缺血发作,症状为单肢无力、偏身无力、偏身感觉障碍、失语、单眼视力障碍等。二是椎—基底动脉系统的短暂性脑缺血发作,症状表现为眩晕、眼花、视物呈双(复)视、恶心呕吐、吞咽困难、共济失调(走路不稳)等。头面部症状与肢体症状不在同一侧,呈交叉性或双侧肢体的运动障碍及感觉障碍。由于出现这些症状的过程较短,一般从无病到出现这些明显症状不超过 5 分钟，发作持续时间从几分钟到几十分钟，最长不超过 24 小时，所以称为短暂性脑缺血发作。其发作频率因人而异，有的人反复发作数十次尚不发生完全脑卒中，有的则仅发作 1～2 次便发生完全脑卒中。

引起短暂性脑缺血的原因是什么

该病的病因与脑动脉硬化有关，具体包括以下几种情况：

（1）某些小动脉管腔狭窄或血管痉挛，通过的血液减少，致使所供应的脑区发生缺血。

（2）血流动力学障碍，当血压降低，心搏出量减少时，出现脑组织供血不足。

（3）某种原因造成的血液黏稠度增高、血流缓慢及血液成分的改变，也可发生脑缺血。

（4）微血栓，即动脉粥样硬化斑脱落，在血流中成为微栓子，随血流流到小动脉而阻塞血管，从而导致脑局部供血障碍的脑缺血发作。

短暂性脑缺血发作后会怎样转化

在短暂性脑缺血发作的患者中，约有 1/3 患者的病情可以得到自然缓解，这也是称其为一过性脑缺血发作的原因。其余约有 1/3 的患者将会继续出现短暂性脑缺血发作，1/3 的患者在短暂性脑缺血发作后的 1～7 年内，形成完全性脑卒中的可能性最大。

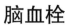

脑血栓

什么是脑血栓

脑血栓也称为脑血栓形成，是缺血性脑血管疾病中最常见的一种。

导致血栓的原因是什么

脑血栓是因高血压及动脉粥样硬化等疾病，导致脑动脉血管壁增厚，管腔狭窄，管壁内膜粗糙不平，血小板容易黏附、聚集，甚至发生凝血，或血黏度增高，血流速度减慢等现象。

脑血栓会出现哪些症状

如果狭窄的脑血管发生完全堵塞，就会导致局部脑组织缺血、软化、坏死等病理改变，从而引发偏瘫、失语、感觉障碍等一系列神经功能障碍的症状。

哪些疾病易引发脑血栓

高血压、动脉粥样硬化、血压偏低、高血脂、血液高凝状态等血流动力及血液流变变化异常，均可导致脑血栓的形成。

脑栓塞

什么是脑栓塞

脑栓塞是指因异常的固态、液态、气态物体（被称作栓

脑卒中的治疗与调养

子)沿血循环进入脑动脉系统,引起动脉管腔闭塞,导致该动脉供血区局部脑组织的坏死。

哪些东西可能会形成栓子

凝血块、脱落的动脉粥样硬化斑和碎斑块、脂肪组织、气泡等都有可能形成栓子。

各种栓子的来源及怎样引发脑栓塞

形成脑栓塞的栓子通常有以下五种来源:

(1)心源性栓子。指各种心脏病所导致的栓子,其脑卒中湿性心脏病、二尖瓣狭窄、心房扩大、心房内血流缓慢,容易导致附壁血栓,血栓脱落便形成栓子。此外,当发生心肌梗死时,心脏内膜也会产生附壁血栓而脱成栓子。

(2)细菌性栓子。如亚急性细菌性心内膜炎患者,其心脏瓣膜上常形成含有大量细菌的赘生物。该赘生物质地松脆而易脱落成栓子。

(3)动脉硬化斑栓子。发生动脉粥样硬化时,动脉内膜有粥样斑块或粥样溃疡,易形成血栓,脱落成栓子。

(4)脂肪栓子。常见于肱骨、股骨等长骨骨折或长骨手术时,骨髓内脂肪组织被挤压进入血液中,形成脂肪栓子。

(5)空气栓子。如果在胸部手术或气胸、气腹、皮下气肿伴有血管损伤时,空气进入血液循环中形成气泡,便成为空气栓子。此外,进行高压氧治疗时,如果高压氧舱减压过快,就会使溶解在血液中的空气游离出来,在血液中形成气泡并相互融合,也可形成空气栓子。

脑血栓与脑栓塞有何区别

脑血栓和脑栓塞,虽然都属于缺血性脑卒中,但两者有一定的区别。从发病机制上讲,脑血栓主要是由于脑血管发生病变,造成脑血管阻塞所致。脑栓塞则为身体其他部位的栓子堵塞于脑血管引起。从临床表现上看,具体的区别如下:

(1)发病年龄。脑血栓发病年龄通常较大,多在55岁以上。而脑栓塞则多发生在20~40岁的中青年。

(2)病史。脑血栓患者多有高血压、动脉硬化、短暂脑缺血发作、糖尿病等病史,而脑栓塞患者多有心脏病,特别是风湿性心脏病、心房纤颤等病史。脑血栓形成之前,常有短暂性脑缺血发作表现,而脑栓塞患者则很少有短暂性脑缺血发病史。

(3)起病形式。脑血栓多为缓慢发病,常在安静状态下(如睡眠中)发病。而脑栓塞往往是在活动中,特别是在用力或情绪激动的情况下突然发病。

(4)症状表现。脑血栓多无头痛、呕吐等颅高压症状,而其偏瘫、失语等症状逐渐加重。脑栓塞则有头痛、呕吐、意识障碍等症状,偏瘫、失语等症状往往突然发生。

脑梗死

什么是脑梗死

脑梗死是指由各种原因导致脑动脉血管闭塞或堵塞后,引起部分脑组织血流减少或中断,从而引发脑组织缺血、缺氧、坏死,出现缺血性脑卒中的症状,包括脑血栓和脑栓塞,脑梗死即是两者的统称。

脑梗死的轻重与康复和哪些因素有关

脑梗死的轻重与康复常和下列因素有关：

（1）与阻塞的血管大小有关。如阻塞的是小血管，脑缺血范围小，侧支循环易形成，恢复较快，预后较好。如阻塞的是大血管，脑缺血范围大，脑组织受损严重，临床症状恢复慢，预后较差。

（2）与发病速度有关。慢逐渐发病者，多形成侧支循环，脑缺血可逐渐代偿，预后较好。急性发病者，侧支循环尚未形成，预后较差。

（3）与梗死的次数和数量有关。首次发作，或为不完全性血栓，预后较好。但一次大面积梗死，预后较差。如果发生两次以上的梗死，特别是两侧脑血管均发生阻塞，则预后较差。梗死灶越多，预后越差。梗死灶单一者，预后较好。

（4）与栓子的性质有关。如栓子疏松，在随血液运行过程中，自身破碎，流到血管的远端，阻塞小血管者，预后较好。而脂肪栓子、空气栓子、细菌栓子，均比心源性栓子预后差。但心源性栓子引起脑脓肿者，预后也较差。

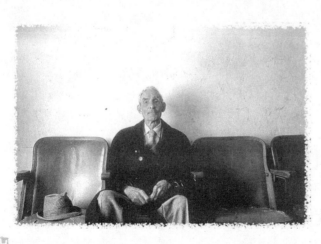

（5）与局灶定位症状轻重有关。发病后偏瘫失语等定位症状较轻，预后较好。反之，偏瘫失语

程度较重者,预后较差。

（6）与昏迷程度有关。昏迷程度严重,持续时间越长,预后越差。发病时无昏迷,而昏迷程度逐渐加重者,预后较差。患者神志始终处于清醒状态,预后较好。

（7）与有无并发症有关。如合并压疮、肺部感染、尿路感染、糖尿病、冠心病、心律不齐、心力衰竭等,预后较差。无并发症者,预后较好。

（8）与患者年龄有关。年龄大,体质差,预后较差。年龄小,体质好,预后较好。

脑出血

什么是脑出血

脑出血也称脑溢血,是指脑实质内的血管破裂而导致血液溢出。该病是出血性脑卒中中最常见的一种。脑出血后,血液在脑内形成凝血块,称为脑血肿。

脑出血后会有什么症状

由于脑血肿的占位及压迫,影响脑血液循环而产生颅内压增高和脑水肿,所以绝大多数患者会出现头痛、呕吐、昏迷、偏瘫等共性症状。

不同部位的出血会有哪些不同表现

脑出血因出血部位不同,其临床表现也有所不同:

（1）壳核—内囊出血。会出现两眼向出血灶同侧凝视的

"三偏"征,即偏瘫、偏身感觉障碍和偏盲,常伴有失语或吞咽障碍。

（2）丘脑出血。常出现病灶对侧的偏身浅感觉障碍与深感觉障碍。出血常波及中脑,发生一系列眼球症状,如两眼不能同向运动或两眼向上运动受限而向下视,犹如"落日"状,瞳孔变小或不等大,对光反射迟钝或消失。血肿若压迫第三脑室移位可导致丘脑下部出现高热,脉搏增快及血压升高,预后不良。

（3）脑叶出血。也称为皮质下白质出血,可发生于任何脑叶。除表现出头痛、呕吐外,不同脑叶的出血,临床症状也会不同。额叶出血可出现精神失常症状,如烦躁不安、疑虑、对侧偏瘫、运动性失语等;顶叶出血则出现对侧感觉障碍;颞叶出血可出现感觉性失语、精神症状等;枕叶出血则以偏盲最常见。脑叶出血一般症状均略轻,预后相对较好。

（4）脑桥出血。症状通常为突然发病的深昏迷,并无任何预感或头痛,可在数小时内死亡。早期表现病灶侧面瘫,对侧肢体瘫痪,称为交叉性瘫痪。脑桥出血两眼向病灶侧凝视。脑桥出血常阻断丘脑下部对体温的正常调节而导致体温持续增高。由于脑干呼吸中枢的影响常出现不规则呼吸,可在早期出现呼吸困难。

（5）小脑出血。多数表现为突然发病的眩晕、频繁呕吐,枕部头痛,一侧上下肢共济失调而无明显瘫痪,可伴有眼球震颤,一侧周围性面瘫。少数呈亚急进行性,类似小脑占位性病变。如果出血量大,压迫延髓生命中枢,严重者可突然死亡。

（6）脑室出血。一般分为原发性和继发性,原发性脑室出血为脉络丛破裂出血，较为少见。继发性脑室出血是由于脑内出血量大，穿破脑实质流入脑室。临床表现为呕吐、多汗、皮肤发紫或苍白。发病后 1～2 小时便出现昏迷、高热、四肢瘫痪或呈强直性抽搐、血压不稳、呼吸不规律等。病情多数较为严重，预后不良。

引发脑出血的原因有哪些

脑出血的常见病因是高血压。研究表明，80% 以上的脑出血患者有高血压病史。由于长期的血压偏高，脑内小动脉就会形成粟粒大小的瘤体扩张，在某些因素作用下，当血压突然升高时，就会使微小动脉瘤破裂而引发脑出血。长期的高血压，还可使脑小动脉内膜受损，脂质沉积，透明样变，管壁脆性增强，更易破裂出血。此外，脑动脉硬化、脑血管畸形也是引发脑出血的常见原因。

因此，凡是能使血压骤然升高的因素，如情绪激动、剧烈活动、饮酒过度、大便用力等，都是脑出血的诱发因素。

脑出血可以发生在脑实质的任何部位，可以单发，也可为多发。但高血压、脑动脉硬化性脑出血多为单发。其易发部位为内囊、基底节，其次是外囊、额叶。发生在脑干和小脑的脑出血较少见。

脑出血发病多数比较突然，病程恶化迅速，严重时，在数分钟或数小时内恶化。患者会出现意识障碍、偏瘫、呕吐、大小便失禁等症状。并伴有头痛和血压升高。由于不同患者出血量和出血部位不同，其临床预后也大相径庭。如果出血量较大，出血波及到脑室，形成脑疝，或并发中枢性高热、应激性消化道出血时，后果严重，死亡率较高。

脑卒中的治疗与调养

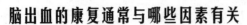

脑出血的康复通常与哪些因素有关

脑出血的康复与出血部位、出血量、出血次数、全身情况及有无并发症有关。轻度脑出血以及外囊出血、脑叶出血，通常康复效果较好，经治疗后偏瘫情况可明显恢复，通过功能锻炼，有的患者还可彻底康复而恢复工作。而内囊、脑室、脑桥部位的出血，恢复效果则较差。同时，脑出血后的恢复效果好坏，通常还和以下因素有关：

（1）年龄。年龄越大，恢复效果就越差，70岁以上的死亡率可高达70%以上。

（2）血压。高血压病史越长，血压越高，恢复效果就越差。血压在200／120毫米汞柱以上者，死亡率约为30%。

（3）发病程度。发病越急越重，发病时血压升高或血压下降，恢复效果就越差。

（4）昏迷程度。昏迷越深，时间越长，恢复效果就越差。相反，病后无意识障碍，或意识障碍逐渐好转者，恢复效果就越好。

（5）病情进展。病情进展越快，高颅压症状出现越早，表现越重，恢复效果就越差。

（6）出血量。出血量较大者，预后较差。有血肿形成，中线结构移位明显者，恢复效果则较差。腰穿脑脊液无色透明者，恢复效果则较好。

（7）神经体征。两侧瞳孔不等大、瞳孔对光反应消失、角膜反射消失者，偏瘫完全或四肢全瘫、肌张力低下者，恢复效果则较差。有眼球分离斜视或眼球浮动者，或去皮层强直，去大脑强直者，病死率较高。

（8）生命指征。发病时体温在 38℃ 以上、脉搏在 100 次 / 分以上、呼吸在 30 次 / 分以上者病死率较高。

（9）伴随症状。伴有癫痫发作、内脏功能紊乱者（出现消化道出血）恢复效果则较差。合并有代谢障碍者，如酸中毒、电解质紊乱者，恢复效果也较差。有丘脑下部损害症状，如血液粒细胞增高，血中嗜酸性粒细胞显著减少，空腹血糖超过 11.1 毫摩 / 升者，恢复效果则较差。

（10）其他。如脑电图改变进行性加重者，病情反复发作者，以及对脱水、降压等治疗的效果较差，恢复效果就越差。

脑梗死与脑出血的区别在哪里

脑梗死和脑出血虽都属于脑卒中，但两者的性质不同，治疗方法也不同，因此需及早明确诊断。通常可按以下几条进行区别：

（1）病史。脑梗死患者多有短暂性脑缺血发作或心脏病史，而脑出血患者多有高血压和脑动脉硬化病史。

（2）发病状态。脑梗死多在安静状态下发病，而脑出血多在情绪激动或身体活动剧烈情况下发病。

（3）发病程度。脑梗死进展缓慢，常在 1～2 天后逐渐加重，发病前有短暂性脑缺血发

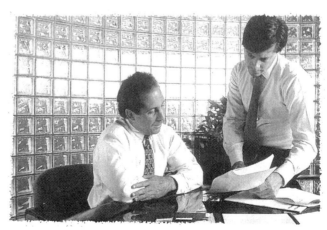

作病史。而脑出血发病急、进展快，常在数小时内达高峰，发病前多无先兆。

（4）发病症状。脑梗死发病时血压大多比较正常，没有头痛、呕吐等症状，神志清醒。脑出血患者发病后常出现头痛、呕吐、颈项强直等颅内压增高的症状，血压升高，出现严重意识障碍。

（5）实验室及影像检查。脑梗死在 CT 上表现为低密度阴影（缺血软化灶），脑脊液无明显改变。脑出血的 CT 表现为高密度阴影（血肿），脑脊液压力高，多为血性。

（6）预后。大面积脑梗死引起的神经功能障碍较难恢复。脑出血在急性期的死亡率较脑梗死高，而在恢复期，如果血肿吸收完全，则后遗症较轻。

腔隙性脑梗死

什么是腔隙性脑梗死

腔隙性脑梗死是以病理诊断命名的，是直径在 15～20 毫米以下的新鲜或陈旧性脑深部小梗死的总称。

腔隙性脑梗死有什么症状

当这些小动脉闭塞后，可引起多个大小不同的脑软化灶，最后形成大大小小的腔隙。由于梗死的血管不同，通常表现神经系统症状也各不相同。临床上最常见的是头痛、头晕、失眠、健忘、肢体麻木、动作失调、发音困难，严重时可发生痴呆、偏瘫、失语等。

引发腔隙性脑梗死的原因是什么

目前,医学界大多认为腔隙性脑梗死是由高血压和脑动脉硬化所引起。长期的高血压可引起小动脉硬化和透明性病变,从而产生血管闭塞;加之中老年人的机体发生变化,如血黏度增高、血小板聚集增强、红细胞变形能力降低、血脂增高,使血液处于高凝状态,血流速度缓慢,脑血流量减少,更易导致小动脉闭塞,而发生腔隙性脑梗死。

要积极预防腔隙性脑梗死。首先应积极防治高血压,40岁以上的中老年人,要定期测量血压,及早发现高血压,对其进行合理治疗。同时,定期进行血液流变学检查,以观察血液黏度的动态改变,对高脂血症和高黏滞血症也要积极治疗。其次,要高度重视脑血管病的前期症状,有效地控制短暂性脑缺血发作。由于此病不通过特殊检查就不易被发现,所以,中老年人一旦出现原因不明的性格改变或头晕、记忆力减退、动作失调、说话含糊不清等症状,就要引起高度重视。

出血性脑梗死

什么是出血性脑梗死

出血性脑梗死系指脑动脉主干或其分支栓塞,或血栓形成。发生脑梗死后,出现动脉再开通,血液从病变的血管漏出,或穿破血管进入脑组织而形成。

引发出血性脑梗死的原因是什么

出血性脑梗死的发病机制多半是由于脑血管发生栓塞后,其供血区内脑组织出现弥漫性缺血、缺氧,血管壁尤其是毛细血管壁通透性增强或麻痹,当侧支循环再建或过度灌流时,血流力图通过吻合支进入已麻痹损害的血管,最终导致出血。

脑梗死后动脉血管的再通率很高。血管闭塞患者有将近一半以上可以再通,多数在发病后的 2~3 天,少数在 7 天内再通。个别病例在数月或数年后仍可再开通。出血性脑梗死是动脉再通的结果,所以开通越快,出血机会就越多。早期应用抗凝、溶栓、扩容、扩血管药物以及进行早期外科手术等,均可促使出血性脑梗死的发生。出血性脑梗死的发生,与患者早期活动,情绪波动,血压波动及早期应用抗凝剂、扩血管药物等不适当的治疗有关。因此,患者早期应注意控制情绪,积极采用脱水治疗,防止血压波动,不宜过早地应用血管扩张药,尤其是抗凝药物,以预防出血性脑梗死的发生。

出血性脑梗死会出现哪些症状

一般表现发病年龄以老年患者为多见,先有脑梗死,脑梗死多在安静状态下发病,脑梗死的症状可有意识障碍,不完全或完全性失语,头痛,眩晕,呕吐,偏盲、偏瘫、偏身感觉障碍,运动性共济失调,大小便失禁等神经系统症状。

出血性脑梗死为什么会使原有症状加重

一般发生出血性脑梗死时原有症状会加重。临床特点是原有症状加重,同时又出现新的症状。其症状加重的程度,完全取决于出血量的多少、继发出血的时间，以及是否应用了抗凝、溶栓、扩容及扩血管药物治疗。一般而言，小灶渗出性出血症状加重很多并不明显。梗死后一周内继发出血者往往症状较重。第2周以后再出血者，症状多无明显加重。早期使用抗凝剂、溶栓剂、扩血管药物治疗，可导致临床症状加重。

加重后的症状怎样

出血性梗死症状加重的表现是意识障碍，颅内压高，肢瘫程度加重或出现新症状体征等，严重者预后不良。有时虽无症状恶化，但经过一段时间的治疗仍然无效者，也有引发继发性出血的可能。

蛛网膜下隙出血

什么是蛛网膜下隙出血

人脑的表面被覆三层膜，由内及外依次是软脑膜、蛛网膜、硬脑膜。蛛网膜与软脑膜之间的腔隙叫蛛网膜下隙，正常由无色透明的脑脊液充盈。当脑血管发生破裂时，血液流入蛛网膜下隙，即为蛛网膜下隙出血。

蛛网膜下隙出血分哪两种类型

蛛网膜下隙出血是出血性脑血管病的一种类型，分为原发性和继发性两种。原发性蛛网膜下隙出血是由于脑表面和脑底的血管破裂出血，血液直接流入蛛网膜下隙所致。继发性蛛网膜下隙出血是因脑实质出血，血液穿破脑组织进入到蛛网膜下隙或脑室引发的。

引发蛛网膜下隙出血的原因是什么

引发蛛网膜下隙出血最常见的原因，是先天性颅内动脉瘤和血管畸形。由于血管瘤易形成于脑底动脉交叉处，最易直接受到血流冲击，加上血管先天性发育不良，极易破裂出血。其次为高血压、脑动脉硬化、颅内肿瘤、血液病等。一般认为30岁以下的发病者，多为血管畸形；40～50岁的发病者，多为颅内动脉瘤破裂；50岁以上的发病者，则往往因高血压脑动脉硬化及脑肿瘤引起。

蛛网膜下隙出血的特点是什么

蛛网膜下隙出血发病急骤，病前常无预兆，有些患者是在正常活动状态下突然发病。发病后会出现剧烈头痛，多为撕裂感或剧烈胀痛。头痛部位多位于枕部，也表现为全头痛。头痛的程度与出血量有关。因为大量的血液进入蛛网膜下隙，使脑脊液循环发生障碍，颅内压增高，所以常伴有频繁呕吐。同时，由于血液刺激脑膜可产生颈部肌肉痉挛，使颈部活动受限，严重时出现颈项强直，神经系统检查克氏征呈阳性，布氏征也呈阳性，这就是医学上所说的脑膜刺激征。

蛛网膜下隙出血有哪些症状

蛛网膜下隙出血的主要症状为头痛、呕吐、颈项强直。部分患者还会出现烦躁不安、谵妄、幻觉等精神症状，或伴有抽搐及昏迷等。由于血液刺激到了神经根，有时也会引起神经根刺激症状,如腰背疼痛等。个别患者还可能出现小便困难、尿潴留等症状。

蛛网膜下隙出血发生在什么部位才会出现偏瘫

由于蛛网膜下隙出血不影响脑实质,所以一般不会导致肢体瘫痪。但当出血位于额叶、颅底动脉环上时,患者可能出现偏瘫、偏身感觉障碍、失语等定位体征。给患者作腰穿检查时,脑脊液为均匀血性,压力增高,这对确诊很有帮助。

蛛网膜下隙出血的预后情况

蛛网膜下隙出血的治疗效果,主要取决于出血量的多少和造成出血的原发病。一般来说,患者经过2~3周的治疗后,如果头痛停止,脑膜刺激征逐渐减轻或消失,病情便会趋向稳定。但当情绪激动、用力不当或过早活动时,还会再次发生出血。因此,患者仍需注意预防复发。

患者一般要安静休息4~6周,保持大便通畅,避免用力咳嗽和精神刺激等,对疑似由脑动脉瘤和血管畸形引发病症的患者,可在病情稳定后,进行血管造影或数字减影等检查。一旦确诊,能够手术者可施行手术切除术,以防复发。

脑血管性痴呆症

什么是脑血管性痴呆症

脑血管性痴呆是指由于脑血管病损害脑功能而引起的痴呆。

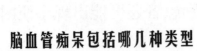

脑血管痴呆包括哪几种类型

脑血管病性痴呆目前主要分为老年性痴呆、脑血管病性痴呆、混合性痴呆、其他痴呆4种。

为什么会发生脑血管性痴呆

脑血管性痴呆主要是由于脑动脉硬化、多发性腔隙脑梗死，或单一的大面积脑梗死所致，而且小的梗死越多，出现痴呆的概率就越高。但一次中等程度以上的脑梗死或脑出血有时也可引发痴呆，尤其病变发生在与痴呆发生有密切关系的脑部位时，更易引发痴呆。所以脑血管性痴呆的发生与脑梗死灶的大小、多少及部位均有密切关系。

脑血管性痴呆会表现出哪些症状

脑血管病性痴呆的一般症状主要表现为失眠、夜间谵妄、焦虑、抑郁及情绪改变、强哭或强笑，或伴有幻觉、妄想、行为人格改变、不洁行为、语言不利，以及失误、记忆力障碍、智力低下等。该病患者常有高血压、动脉硬化病史，病情呈阶梯式进展，早期为部分脑功能缺失，而其他脑功能尚存在，比如记忆力出现明显障碍，但判断力、理解力尚正常。少数患者发病隐匿，进展缓慢，无反复脑卒中史。

脑卒中患者的
诊疗与调治

　　血糖测定和糖耐量试验可发现糖尿病患者和糖耐量低下患者。糖尿病与动脉粥样硬化关系密切，是脑血管病的危险因素。脑血管病急性期，无论出血性脑卒中还是缺血性脑卒中，一些患者都有糖耐量低下的表现。

脑卒中的诊断与检查

怎样根据症状诊断是否为短暂性脑缺血

（1）多在 50 岁以上发病，常有高血压、动脉粥样硬化病史，或伴有糖尿病、心脏病、颈椎病等。

（2）起病急，呈突发性，数秒钟或数分钟症状达高峰。每次发作时间由数分钟至数小时，最长不超过 24 小时。

（3）反复发作，少则数月 1 次或数年 1 次，多则每天发作数次，但每次发作的症状和体征基本相同。

（4）患者多无意识障碍，一般颅内压不增高。

（5）临床表现以偏瘫、失语、偏盲、偏身感觉障碍为主症，或伴有精神症状者，为颈内动脉系统缺血性发作；若以眩晕、面瘫、吞咽困难、共济失调及交叉性瘫痪为主症者，为椎—基底动脉系统的缺血性发作。

（6）脑 CT 检查：正常或可见腔隙性梗死病灶。

怎样根据症状诊断是否为脑出血

（1）特点为突然发病，既往有高血压、动脉硬化病史等，并有阳性家族史。

（2）多在进行体力劳动或情绪激动时发病，或有其他诱因引起发病。

（3）主要表现为突然头痛、呕吐呈喷射状、意识障碍、偏瘫和其他神经系统障碍等症状。

（4）腰穿检查：脑脊液呈血性，颅内压力增高。

（5）脑超声波检查：多有中线波移位现象。

（6）脑 CT 检查：显示有高密度阴影，脑中线结构向对侧移位。

怎样根据症状诊断是否为蛛网膜下隙出血

（1）有局部性头痛病史。

（2）发病突然。

（3）症状表现为剧烈头痛、呕吐呈喷射状、意识障碍等。

（4）颈强直，出现精神疾病、癫痫发作等症状。

（5）眼底检查：视网膜出血。

（6）腰穿检查：颅压高，出现均匀一致的血性脑脊液。

（7）必要时应进行脑血管造影检查，以确诊病情。

怎样根据症状诊断是否为脑血栓

（1）多发生于 65 岁以上的老年人，有高血压、动脉硬化、糖尿病、高脂血症等病史。

（2）有短暂性脑缺血发作史。

（3）多在安静状态下发病，特别是在早晨起床或午睡起床时。

（4）发病相对较缓慢，呈进行性加重，1～3天症状达到高峰，但也可表现为突然完全性脑卒中。

（5）发病后无头痛等高颅压症状，一般无意识障碍，无尿便失禁。

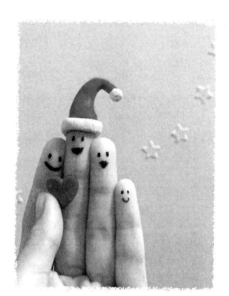

（6）发病症状以偏身瘫痪、偏身感觉障碍或失语等为主，属颈内动脉系统血栓形成。以眩晕、恶心呕吐、吞咽困难、交叉性瘫痪为主症者，则为椎—基底动脉系统血栓形成。

（7）腰穿检查：颅压不高，脑脊液检查正常。

（8）脑CT检查：显示密度减低区，中线结构无移位，大面积脑梗死可伴有脑水肿和占位效应。

怎样根据症状诊断是否为脑栓塞

（1）既往有各种类型的心脏病，如风湿性心脏病、亚急性细菌性心内膜炎、心房纤颤、心肌病、心肌梗死等病史。

（2）急性发病，多在活动时或变换体位时突然发病，症状多于数秒或数分钟内达到高峰。

（3）发病时无先兆，无短暂性脑缺血发作史。

（4）患者神志多清醒或有短暂的意识障碍，多无头痛、呕吐及生命体征改变。

（5）以偏瘫、偏身感觉障碍、失语等为主症者，为颈内动脉系统栓塞。以头晕、恶心呕吐、交叉性瘫痪或交叉性感觉障碍等为主症者，为椎—基底动脉栓塞，不过这种情况较为少见。

（6）腰穿检查：脑脊液透明，脑脊液内不含血。

（7）CT 检查：显示低密度病灶，中线结构无移位。

（8）脑血管造影：可见血管闭塞。

怎样根据症状诊断是否为腔隙性脑梗死

（1）多在 50 岁以上发病，多有长期高血压、动脉硬化、心脏病史。

（2）发病较缓慢，症状在数小时或数天内达到高峰。

（3）临床症状较轻，多无头痛、呕吐及意识障碍。

（4）神经系统体征病变较局限、单纯，如纯运动性偏瘫、纯感觉性卒中、共济失调性轻瘫、口吃、手笨拙综合征等。

（5）脑电图、脑脊液、脑血管造影等辅助检查无异常。

（6）脑 CT 检查：常有 3～10 毫米的低密度区，小于 2 毫米的病灶 CT 不能显示。

对有脑血管病者应做哪些常规检查

脑血管病患者的常规检查中包括体格检查和一些规定的项目。此外，根据个人的不同情况可进行一些特殊的检查，具体项目如下：

（1）病史采集。这项检查是医生为了明确被检查者是否有高血压、糖尿病、冠心病、一过性脑缺血发作等患病史及其直系亲属中有否上述病史，以便了解被检查者的家族遗传病史。另外，医生还会了解被检查者的生活习惯、工作情况、性格类型等。

（2）体格检查。应全面并有重点。如老年斑、秃发、耳垂皱纹等，心脏各瓣膜和颈部血管是否有杂音、强弱程度，心律是否规则，有无早搏，主动脉瓣第二音是否亢进，心脏有无扩大等，这些均可作为初步了解有无病变的参考。此外，还应注意检查患者舌苔和舌质、体重、神经系统、下肢血管搏动等方面。

（3）常规检测项目。主要为血压、心电图、眼底检查、血常规、尿常规、血脂、血糖、血液流变学测定等。

（4）特殊检测项目。常规检测后，某些患者还需要作进一步检查，如脑血流图的检查可以帮助作脑动脉硬化的诊断。甲皱微循环的检查可间接了解血管硬化和微循环状态。超声多普勒测试仪的检查可以听到血液流动的声音，以了解通往大脑的颈动脉是否有狭窄或阻塞。如果患者的头晕、肢体麻木常与头部转动有关，可能合并颈椎病，此时可拍摄颈椎部位的 X 线片加以确诊。

脑卒中患者应做哪些化验和检查

化验与检查的目的是什么

为了疾病的诊断和鉴别诊断，以及病因的分析、病情的判断、治疗方案的确立、预后的估计等，通常脑卒中患者应作以下项目的化验,即：三大常规化验和血生化检查。

三大常规化验包括哪些项目

（1）血常规。血液中白细胞的总数与脑卒中的预后密切相关。临床观察表明，白细胞总数在 $10 \times 109/$ 升以下者预后较好，而在 $20 \times 109/$ 升以上者预后较差。通常情况下，缺血性脑卒中的白细胞总数及其分类多在正常范围内，而出血性急性期白细胞会增高。

（2）尿常规。脑血栓对尿常规并无影响。当患者有肾小动脉硬化并发时，尿常规会出现异常。有慢性前列腺炎的男性患者，尿中可有脓球、蛋白。尿糖检查可发现既往症状不明显的糖尿病。

（3）大便常规。一般无变化。脑血栓患者检查大便是为了发现寄生虫和其他肠道疾病。大便潜血可及时发现胃肠道的出血。

血生化检查包括哪些项目

（1）血糖测定和糖耐量试验。可发现糖尿病患者和糖耐量低下患者。糖尿病与动脉粥样硬化关系密切，是脑血管病的危险因素。脑血管病急性期，无论出血性脑卒中还是缺血性脑卒中，一些患者都有糖耐量低下的表现。缺血性脑血管病患者不论是在短暂脑缺血发作期、急性期及恢复期均经常会出现糖耐量低下症状，而且还持续地存在。而在糖耐量低下的脑血管患者中，凝血因子Ⅷ相关抗原、纤维蛋白原、三酰甘油都明显高于正常值，血液存在高凝状态，这正是引发脑血管病的原因之一。

（2）血脂测定。脂质代谢异常与动脉硬化有直接关系，沉积在粥样硬化内皮下层的脂质，主要是胆固醇。血中胆固醇 >5.98 毫摩 / 升、三酰甘油 >1.43 毫摩 / 升、β - 脂蛋白 >5 克 / 升是诊断动脉硬化的参考指标。三酰甘油和高密度脂蛋白（HDL）呈相反关系，即三酰甘油增高时 HDL 降低。HDL 降低易引发动脉粥样硬化，引起缺血性脑血管病。

（3）肝肾功能测定。脑血管病不影响肝功能。一般肾功能正常，如果出现肾小动脉硬化、糖尿病并发肾损害、慢性肾盂肾炎等，则肾功能异常。

（4）血清钾、钠、氯、二氧化碳结合力的检查。可及时发现电解质紊乱及酸碱失衡的情况。

为什么说脑卒中患者有必要做心电图检查

冠心病和缺血性脑卒中都是在动脉硬化的基础上产生的，在临床的检查中经常能够发现冠心病和脑卒中同时或先后发病。研究表明，脑卒中患者常规心电图异常率接近 80%；经动态心电图观察，异常率接近 90%；有近 25% 的患者会出现心肌梗死、冠状动脉供血不足、心律失常及心力衰竭等症状。此外，一般脑卒中患者的临床症状较为严重且明显，容易引起重视，而急性心肌供血障碍却易被忽视。因此，脑卒中患者宜经常进行心电图检查，以及时发现患者有无心脏变化，避免发生漏诊，从而使患者得到更及时的治疗。

脑卒中的治疗与调养

脑卒中患者做胸部 X 线检查有什么必要

脑卒中患者进行胸部 X 线检查,主要目的有以下三点:

(1)明确病因。脑卒中、冠心病、高血压、心脏病都有着共同的高血压、动脉硬化病理基础,所以多并发冠心病、高血压、心脏病等。通过胸部 X 线检查,可了解心脏状况,掌握病情,对症治疗。

(2)区别病情。脑卒中的临床表现与肺癌、肺癌脑转移相似。尤其是当脑卒中患者的病情较重,有吸烟史或伴有咳嗽、咳血症状者更应该进行胸部 X 线检查。

(3)确定是否有肺部感染。脑卒中患者易出现合并肺部感染的情况,及时进行胸部 X 线检查,可以明确病情,进行科学的治疗。

脑电图

脑卒中患者做脑电图有什么必要

脑卒中患者发病时,脑血管不论是缺血性改变还是出血性改变,一般脑电图都会出现异常。脑电图可以显示病灶的位置,或是大脑半球局限性病灶的部位,还可以明确受损半球或是局限性病灶的功能障碍程度。

脑电图变化能反映哪些改变

脑出血患者的脑电图改变程度由多个因素决定,如发病的缓急,患者的意识状态,病灶的部位、大小等,如果大脑半球病变侧出现弥漫性异常和局限性慢波可反映内囊出血。当病情有所好转时，弥漫性异常程度会逐渐减轻，局限性慢波可随之恢复正常。发生严重脑水肿时也会呈弥漫性异常脑电图。蛛网膜下隙出血患者，其脑电图出现弥漫性异常。病情越重，则脑电图的异常程度也相应越重。蛛网膜下隙出血患者的脑电图如有一侧改变时，应进行脑血管造

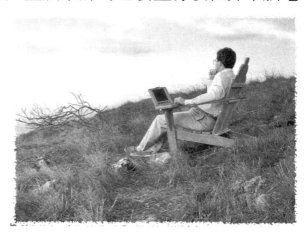

影检查，以排除外血管畸形的隐患。脑梗死患者，急性期脑电图常呈现弥漫性异常，说明病灶侧较重，可反映为电压降低及波幅比较低平。不过这种脑电图变化会逐渐消退，即使患者仍处于瘫痪状态，在 1 周到数天内脑电图也会恢复正常，仅少数病变范围广或病变位于浅表者的脑电图慢波活动持续时间较长。

脑 CT 检查

脑 CT 检查对脑卒中患者有什么必要

CT 是电子计算机 X 线断层扫描的简称。它的特点是无创伤、无痛苦、无危险，图像清晰，诊断迅速，价格较合理，是一种非常实用的辅助诊断工具。

CT是怎样反映出患者病变结果的

出现脑出血,在CT片子上可见一团高密度的病灶(白色团块),位置很明确。出现蛛网膜下隙出血,在CT片子上往往会在颅底部分或脑沟部分有高密度病灶。出现脑梗死或脑栓塞,在CT片子上可看到的和脑出血的显像相反,是一团低密度病灶(黑色团块)。所以,CT检查可广泛应用于颅脑病变的定位和定性诊断,对脑卒中的诊断、鉴别、疗效观察、治疗效果判断等,均可提供较为准确、客观的依据。

磁共振成像检查

脑卒中患者做磁共振成像检查有什么意义

磁共振成像(MRl)是目前继CT后出现的最先进的影像技术。它的特点是无危险,成像的对比度较高。

哪类患者适宜做磁共振成像诊断

急性期脑出血MRI信号不明显,多为等信号,而CT表现为高密度病灶,容易发现,因此在急性期宜用CT诊断。而在脑出血的亚急性期,因血肿T1、T2值均为高信号,所以应首选MRI。对于脑干内小的血肿或血块已变为和脑组织等密度时,也宜选用MRI,以便获得准确诊断。在检测脑梗死时,MRI比CT敏感,脑梗死发病1小时MRI就可以显示皮质表面和后颅窝梗死。起病6小时后的梗死几乎都能用MRI显示,并可明确梗死的面积和部位,对脑干和后颅窝梗死尤其适宜。MRI还可在检查脑血栓时分辨出小病灶及小脑、脑干处的梗死。MRI 还能直接观察到动脉瘤壁、瘤腔内血栓、动静脉畸形血管团和继发性病变。在临床手术治疗前，还需要进行脑血管造影检查，以明确病变颅内血管关系。

脑血管造影检查

脑血管造影的原理是什么

脑血管造影检查，是将含碘造影剂注入颈动脉或椎动脉，使血管显影，以准确了解血管本身的形态和病变的最为准确的影像诊断法。

脑血管造影能反映出哪些病变情况

脑出血患者的脑血管造影：在造影的正位片可看见大脑前动脉向对侧移位，大脑前动脉和中动脉之间的距离增大。侧位片可见大脑前动脉伸直和大脑中动脉移位等病变。脑梗死患者的脑血管造影：可在动脉栓塞部位显示局部动脉的缓慢充盈或无血管区。如果主干动脉闭塞，侧支动脉的排空就会延迟。如果周围动脉阻塞，就会出现闭塞点血流充盈变慢现象，尤其是动脉硬化性脑梗死。若是出现短暂性脑缺血发作史，可通过脑血管造影，进一步明确诊断和制订手术方案。

血栓患者在什么情况下宜做或不宜做血管造影

脑栓塞患者的脑血管造影，有助于证实动脉阻塞情况。但如果发现有栓子停驻于颅内动脉中的迹象，则应尽可能避免进行动脉造影。脑血栓患者的脑血管造影：如果想要确诊患者是否有颅外段动脉病变，且患者年龄和健康状况均允许进行血管手术，方可进行脑血管造影检查。

颅脑超声检查

颅脑超声的优点是什么

颅脑超声检查（TCD）指的是通过脑多普勒超声对脑部进行检查的一种方法。它的特点是简便易行，无创伤，特别是对于危重患者，可进行床边检查，为诊断提供可靠的依据。

颅脑超声可反映哪些情况

（1）对脑血管疾病诊断。主要用于脑动脉硬化、脑动脉供血不足、脑血管痉挛、脑血管狭窄、脑血管闭塞、脑出血性脑卒中及缺血性脑卒中的诊断与鉴别诊断，以及脑血管动静脉畸形、脑动脉瘤、蛛网膜下隙出血、椎动脉及基底动脉疾患，脑晕病等疾病的诊断。脑梗死并发脑水肿者，高峰是在发病第3～4天以后，中线波易向对侧移位。连续进行超声波检查有助于动态观察和了解病情的变化。如果出现长期中线波移位，则反映会出现预后不良。

（2）评价疗效。脑血管疾病治疗前后的疗效评价，脑外科手术时机选择及手术后疗效观察等。

（3）其他应用。例如脑血管血流中红细胞、白细胞分布及流动情况，血黏度的估计，脑卒中预警等。

治疗脑卒中的
各种理疗方法与注意事项

怎样用针灸来治疗脑卒中偏瘫

1.体针。根据脑卒中偏瘫患者的病情与症状,选择身体不同穴位。常用的穴位有:

(1)头面部:百会、上星、印堂、迎香、太阳、下关、地仓、人中、翳风、风池。

(2)上肢:肩髎、曲池、手三里、外关、合谷、中渚、少泽、内关。

(3)下肢:环跳、风市、阳陵泉、承山、足三里、血海、阴陵泉、三阴交。

方法:每次取穴不宜过多,可轮流选用,也可选1~2个主穴,再配若干辅穴。应辨证施针,强调补泻迎随等手法。每日1次,7~10次为1个疗程,体息7天,可进行第2疗程。

2.头针。这是一种治疗脑卒中偏瘫的特殊针刺疗法。主要是根据大脑皮质功能定位理论,在头皮上划分出与皮层功能相应的刺激区,在这些刺激区内进行针刺,从而能反射性地提高相应大脑皮质功能区的兴奋过程,激发其功能活动,达到治疗目的。

方法：取瘫肢对侧头皮的运动区，对其区域内头皮进行消毒，斜刺沿头皮捻转进针，针刺到头皮下或肌层均可，然后快速捻转，但不用提插，要求每分钟捻100～240次。针体每次旋转要求达4～6转，捻转1分钟左右。患者相应肢体有热、麻、胀、抽、汗出等针感。休息5分钟，再继续捻转2～3分钟，留针5～10分钟。如此再行针1次，留针1次，即起针。起针后用棉球紧压按摩所刺激的刺激区2～3分钟。每日1次，5日为1疗程。此法对于脑血栓患者，以早期治疗为佳，对于脑出血患者则应在病情稳定后进行治疗。

施用针灸疗法要注意哪些事项

对患者施用针刺疗法时，应注意以下事项：

（1）患者的状态。患者处于过度饥饿、饱食、疲劳及神经紧张的情况下，不宜进行针刺。体质较好的患者可进行一定量的强刺激，而体质较弱者不宜采用此法。此外，对金属物质过敏的患者不宜进行针刺。

（2）女性特殊时期。在女性行经期，除为了调节月经外，一般不宜用针刺。对于怀孕的妇女，其小腹部的穴位不可进行针刺，而一些活血化瘀、通经活络的穴位也不宜针刺。

（3）皮肤状态。皮肤出现破溃、瘢痕或长有肿瘤的地方不宜针刺。

（4）特殊的穴位。胸部、胁部、背部等处的穴位，不宜深刺、直刺。若刺得过深，则可能伤及肺脏，从而导致气胸，轻者出现胸闷、心慌、气短症状，严重者会出现呼吸困难、心跳加快、血压下降，甚至休克等症状，下腹部的穴位也不易刺入过深，以防伤及膀胱等器官。

（5）眼部、颈部的穴位。在这些部位进行针刺时，要注意手法和时间，以防伤及眼睛或大脑，危及生命。

对针灸疗法的效果评价为什么要按疗程

有的患者在采用针灸疗法几次之后，因没有达到预期效果，便轻易放弃了针灸疗法。其实，针灸的疗效是一种累积效应，只有累积到一定程度时，才会有明显效果。临床上，由于患者病情的发展程度不同，可能会出现在进行几次针灸后，病情非但没有好转，反而有加重的趋势。中医认为这不表示针灸没有效果，而是针灸已把病情可能恶化的程度压低了，从而造成治疗无效的假象。因此，只要坚持进行针灸，累积的疗效就会使患者的病情发生明显变化。此外，由于个体差异，有的患者治疗后立即有反应，而有的患者的治疗过程则相对较慢，因此，在治疗时患者应按疗程来评价效果，不可因一时效果不那么明显就放弃了。

怎样选择针灸疗法的最佳时期

脑卒中在临床上可分急性期、恢复期和后遗症期三期。无论是脑出血还是脑梗死，都可以进行针灸或配合针灸进行治疗。而在脑卒中急性期，即患者发病的最初一两个月内，用针灸治疗的效果最佳。研究表明，脑出血或脑梗死患者接受针灸治疗的时间越早，治愈率越高，致残率越低。这主要是因为通过针灸治疗，一方面可以使患者在短期内使肢体和语言功能得到改善；另一方面也为后期康复打下了良好的基础。只要是在急性期、恢复期内，针灸治疗就会有一定的效果，而在后遗症期，治疗效果则不尽理想。所以，患者应选择在脑卒中急性期内进行针灸治疗。

怎样用艾灸来治疗脑卒中

怎样根据脑卒中类型选择施用艾灸的穴位

艾灸治疗脑卒中，要根据脑卒中的不同类型选取不同的穴位。例如脑卒中脏腑症，其脱症宜选取关元（肚脐下四横指宽度处）、神阙（肚脐眼）、百会、足三里，如合并有小便失禁的症状，则加三阴交（脚内踝高点上四横指宽度的距离）。其闭症宜选取人中、内关、十宣（十个手指的指尖）、太冲、足三里。若是风中经络的轻症，出现半身不遂为主的症状，则上肢可取肩髃、肩井、肩贞、曲池、合谷；下肢取环跳、阳陵泉、足三里、委中、昆仑。

隔姜艾灸法怎样做

关节处的穴位，如曲池、委中，可用隔姜灸法。把鲜生姜切成硬币厚度的片状，中间用针刺数个小孔，放于穴位上在上面放艾炷灸，以患者能忍受为度。若患者感觉过烫，可适当提起片刻，再放回原处。通常每个穴灸 10 分钟左右。

隔盐艾灸法怎样做

神阙穴可用隔盐灸法，把干燥的食盐填入患者的脐窝，使其与皮肤相平，在上面放一段核桃大小的艾炷，在治疗脱症时以患者四肢转暖为度。而对于其他穴位，可采用温和灸法。每穴每次灸 20 分钟，每日 1 次，7 天为 1 个疗程。

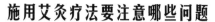

施用艾灸疗法要注意哪些问题

（1）适应证。艾灸疗法治病的总原则是适用于虚症、寒症和阴症，也适用于久病，久泄、厥冷、痿痹等症，而对于热症,无论虚实,均不适宜。

（2）补泻之分。所谓补法，是指在艾条点燃后，使其自行燃烧至熄灭。而泻法是指在艾条点燃后，人为地加大其燃烧力度,由此产生泻的效果。

（3）施灸的顺序。一般是采取先头身、后四肢，先背部、后胸腹部的顺序。

（4）接触面。除非是化脓灸，否则忌使燃烧的艾条或艾炷直接接触皮肤，尤其是面部，一旦烧伤后化脓起泡，就会留下瘢痕。而在进行化脓灸时，要保持局部的清洁，避免污染，以预防其他并发症。

（5）水泡的处理方法。施炙灸后出现红晕，是正常现象。如果出现水泡，若不是很大，则不必弄破，其可自行吸收。若水泡较大，则需要用消毒针刺破引流，以防止感染，几天后也会愈合。

（6）忌施灸的部位。面部、五官（眼、耳、口、鼻、舌）、阴部、有大血管的部位（如颈部靠近颈动脉处、大腿内侧靠近股动脉处）。此外，患者处于过饥、过饱、大醉时，也不易采用艾灸疗法。

怎样用刮痧疗法来治疗脑卒中

给患者刮痧体位和顺序是什么

患者采取坐位或健侧卧位,即健侧在下的侧卧位,在治疗时按照从上到下的顺序,从头部,前发际为起点,后发际为终点,由前向后,从中间向两侧刮,力度要适宜,以患者感觉舒适为度。此外不要强求出现皮色变化,每次操作时间应控制在 10 分钟以内。然后向下移动,在背部涂上药物介质,取背部正中线两旁的夹脊穴(旁开正中线 0.5 寸)、膀胱经(旁开正中线 1.5 寸和 3 寸),力度可适当增大,刮至局部出现潮红为止。对于患侧的上肢,可在涂上药物介质后,沿手臂阳明经的走向进行刮拭,用力要适宜,以局部出现潮红为度。同时点揉关键穴位曲池、手三里、合谷。下肢可沿着大腿外侧和大腿后侧两条主线进行刮拭,以操作部位出现潮红为度。如果患者伴有口角歪斜,则可加刮面部。在刮前应先涂上适宜的刮痧介质,用力要轻,时间控制在 10 分钟以内,以局部出现潮红为宜。应注意的是,在整个操作过程中,不能让患者受风或受寒。如果患者的血压偏高,可以加刮桥弓穴(翳风穴与缺盆穴的连线)及足底的涌泉穴区域。

给患者刮痧要注意哪些问题

(1)避免患者受风或受寒,以免影响治疗效果,或使病情加重。同时应注意保持室内空气的流通。

(2)检查器具。避免使用已损坏或是已磨损的刮具,以免使患者的皮肤受到损伤或感染,同时要做好操作者和患者皮肤的消毒工作。

（3）操作时应使患者保持全身放松的状态，操作者要手法灵活，用力适当，以免引起患者疼痛，甚至损伤筋肉。

（4）如患者出现面色苍白、头晕目眩、四肢发冷等症状，应立即停止刮痧，让患者平卧，饮温开水或热茶，必要时可点压人中、涌泉等开窍穴位。

（5）治疗后，可用干净毛巾擦干所刮之处，并让患者饮用少量的温开水，休息10分钟后再进行活动。

（6）皮肤过敏的患者，不易使用刮痧疗法。此外，如果脑卒中是由脑出血引起的，则不易在早期进行刮痧，等出血停止，病情稳定后才可进行。

怎样用拔罐来治疗脑卒中

让患者处于侧卧位，患肢在上，用裹有棉球的镊子蘸取95％乙醇（酒精），或用镊子夹含有95％乙醇的棉球，点燃后在罐内绕1~3圈。使罐内氧气消耗殆尽，抽出棉球，迅速地把罐子扣在患者背部脊柱两侧隆起的肌肉上，然后轻轻向上提一下火罐，如果没有松动感或脱落感，则可以确认火罐吸附有力，然后沿着患者地背部膀胱经脉继续下一个火罐的操作直至骶部。

怎样防止患者被烫伤

当酒精棉球点燃后，不要将其停滞在罐内的某一部位，否则很容易把罐口某一部位烧热而烫伤患者的皮肤。也可以在患者的大腿后侧抹上凡士林，以走罐的方法作推腿后的肌肉，直到皮肤潮红为止，这样可以起到活血通脉的作用。患者的患侧也可以用同样的方法。

冬季为患者拔罐时应注意什么

如果在冬天，应该把点燃的酒精棉球先在罐口处预热一下，以免罐口过凉，引起患者不适，造成肌肉紧张，使操作无法达到预期效果。

施用拔罐疗法还要注意哪些问题

（1）脑卒中患者出现的肢体抽搐、痉挛等症状并不是由脑卒中直接导致的，而是由于其他疾病，如发烧、高热等引起的。如有头痛、眩晕、抽搐等症状，不适宜用拔罐疗法。

（2）脑卒中患者同时患有皮肤疾病，如皮肤溃疡、皮肤过敏等，也不适合用拔罐疗法。

（3）脑卒中患者伴有严重水肿时，不宜用拔罐疗法。此外，脑卒中患者伴有严重贫血时，不宜用刺络拔罐疗法。

（4）凡是人体的毛发部位，如头部、腋窝、阴部，或是有大的表浅动脉血管处，如腹股沟、会阴部等，都不易采用拔罐疗法。

怎样对脑卒中患者头面部施用推拿疗法

推拿疗法适宜哪些症状的患者

脑卒中患者若经常出现口角歪斜、额纹变浅或消失、鼻唇沟变浅或消失、言语不清或不语等症状，推拿法可起到一定的治疗效果。

推拿疗法怎样做

患者处于仰卧位，推拿者用推法自印堂至神庭（人体前正中线、前发迹向上 0.5 寸）往返数次，然后再自印堂向太阳穴往返数次，经睛明、鱼腰、阳白时配合按揉，至太阳穴时揉按此穴，再顺着眼睛向下点揉四白、迎香、上关、下关、颊车、地仓等穴。推拿时力量要适中，做完后用两侧鱼际轻揉整个面颊，以缓解痉挛。再从鬓角处沿发际上推至头维（前际和侧发际交界点向上 0.5 寸），反复操作几次，配合按揉途经的角孙、悬颅、悬厘、曲鬓等穴，之后点揉百会 1 分钟，使患者出现酸胀感。点揉之后可让患者坐起，按摩患者的颈项部，拿捏患者的肩井（肩部上缘中点）和相关的督脉、膀胱经、三焦并经上的穴位，再点揉风池穴，以出现酸胀感为宜，持续 1 分钟，最后用扫散法来为整个头面部按摩收尾。

怎样对脑卒中患者做上肢推拿

脑卒中患者常会出现一侧肢体麻木，或伴有肢体肌力减弱的症状，如果到了脑卒中后遗症期还没有得到治疗，肢体则会逐渐出现痉挛、僵硬症状。因此应及时对患者进行上肢推拿。

方法：使患者处于仰卧位或坐位，推拿者站在患侧，先揉患侧肩关节的前后部分，再揉整个肩关节，然后向上肢移动，依次按揉上肢的外侧、后侧和内侧，再弹拨前肢的外侧至手掌部，重复操作 2 ~ 3 次，然后从上往下点揉肩髃、肩髎、肩贞、臂臑、曲池、手三里、合谷等穴，每穴按摩 1 分钟左右，按穴位的手法可稍重。以上动作完成后，可稍用力拉抖患肢，慢慢转动肩关节、肘关节和腕关节，然后用左手托住手臂，右手弹拨腋窝下大筋（或是点按腋窝中点的极泉穴），使患者产生麻木感，并传达到手指部，再搓捻患者的五指，使血液流动到指尖。如果出现患肢痉挛，则应由轻到重持续地掐指甲根、指关节部。做完患侧推拿后再对健肢进行相同的操作，可适当减轻力度。具体的手法应根据患者的具体病情来进行，最后用轻轻拍打的手法结束推拿治疗。

怎样对脑卒中患者做下肢推拿

脑卒中患者出现的下肢症状与上肢症状相似，也会有肢体麻木、肢体肌力减弱，甚至肢体痉挛、僵硬等症状。

方法：患者处于仰卧位，推拿者位于患者的患侧，拿捏患侧的大腿肌肉，由上至下，重复操作2遍或3遍，然后按揉患者的髀关、伏兔、风市、血海、足三里、阳陵泉、阴陵泉、阳交、悬中、地机、三阴交、太溪、昆仑、照海等穴位，每穴点揉约1分钟，之后再轻摇患侧的髋关节、膝关节和踝关节。完成患侧操作后，再对健侧进行相同的操作，可适当减轻力度。以上操作完成后，让患者处于俯卧位，先用滚法沿膀胱经作用于大腿后侧，再拿捏至患肢后侧的肌肉，从大腿向下拿捏至脚踝处，重复操作2～3遍，然后按揉患侧的环跳、承扶、殷门、委中（点按此穴时加大力度，同时应让患者的膝关节曲成90°）、承山等穴，每穴点按1分钟。再依此法对健侧进行操作，力度应稍轻。对于下肢瘫痪者，可以掐其趾甲根、趾关节3～5遍。如果出现膝关节痉挛和肌肉的明显萎缩，则重点按摩大腿前面、后面及小腿后的肌肉群。出现足外翻时，可重点按揉小腿内侧肌肉。出现足内翻时,重点按揉小腿外侧肌肉,同时配合按压足背。出现足下垂时,可将重点放在按揉小腿外侧肌肉上,并弹拨跟腱。最后仍以轻轻拍打法结束治疗。

怎样对脑卒中患者做腰背部推拿

脑卒中患者通常会出现腰背部僵硬、转动困难等活动不利的现象,在治疗时应重视这部分肌肉的放松和调整。

方法:患者处于俯卧位,推拿者站在患者的侧面,先为患者进行整体放松,沿着后正中线(即督脉)和其两边依次向下进行推拿,直到臀部,反复操作2~3遍。当患者感到背部微热时,可拿捏患者颈部的风池穴和双侧肩井穴,再用揉法沿着背部正中线两旁隆起的肌肉(即膀胱经)进行操作,重复2遍或3遍。具体操作时,可沿着膀胱经向下一直做到下肢的脚踝部位。最后,可轻快地拍打患者的背部和腰骶部,使患者回到放松状态。

怎样用药浴来治疗脑卒中后遗症

用药浴来治疗脑卒中后遗症有什么道理

药浴对于脑卒中患者后遗症期的康复治疗至关重要。药浴主要是用药物和水疗的双重作用促进瘫痪肢体的功能恢复。所用中草药多有祛风通络、益气活血的作用,煎汤后作为药浴供患者使用。温暖的浴液会使患者体表的毛孔开放,有利于药物有效成分的渗入,使其进入人体发挥作用。较热的水温还会使全身皮肤的毛细血管充血、扩张,对于高血压患者可起到降压的作用。同时会加速血液循环,使脑血栓患者的脑部血流状况得以明显改善,降低脑血管阻力,增加血流量。对于患病一侧肢体则可起到促进血流供应、加强新陈代谢的作用。患体浸泡于药液中时,可用浴巾或手掌不停地擦洗相关穴位或经络走行的部位,使药液更好地协助舒通经络,调整脏腑的功能活动,并可借助水的浮力进行主动或被动的功能锻炼,以促进患肢的康复。

伸筋草汤怎样配制

组成:伸筋草、透骨草、红花。

用法:把上述药材加入适量的清水,煮沸后取药汁,倒入浴盆中,加入热水,调好水温后可让患者进行浸泡。时间可控制在半小时左右。注意保持水温恒定,在浸泡时可让患者进行主动或被动的屈伸活动。每天3次,10次为1疗程。

功效:活血通络,温经通脉,祛风除湿。适用于半身不遂、手足拘挛等症。

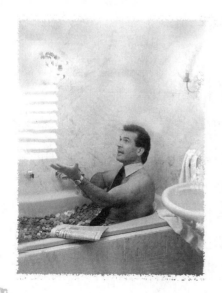

怎样配制麻仁五枝汤

组成:蓖麻仁、柳枝、桑枝、槐枝、桃枝、椿枝、茄根。

用法:把上述药材加入适量的清水,煮沸后待其温度降到50~60℃,使患者浸泡其中,时间可控制在半小时左右。注意保持水温的恒定。每天2次,10次为1疗程。

功效：祛风通络,活血化瘀。适用于脑卒中后遗症患者。

补阳还五汤怎样配制

组成：黄芪、桃仁、红花、当归尾、川芎、地龙、赤芍药。

用法：把上述药材加入适量的清水,煮沸后取其药汁,分成两部分,一部分倒入浴盆中,加水稀释,另一部分留作内服。患者可在浴盆中浸泡半小时左右。注意要保持水温的恒定,同时服本药 50 毫升。每天早晚各 1 次,10 次为 1 个疗程。

功效:祛风活血,补气通络。适用于半身不遂、手足麻木、口眼㖞斜等症。

施用药浴要注意哪些问题

（1）进出浴盆的速度。在进出浴盆时,患者应慢进慢出,尤其应避免从浴盆中突然起身,以防突发的体位性血压偏低导致脑缺血而使患者突然晕倒。

（2）洗浴时间。每次以 20 分钟左右为宜。因为在洗热水浴时,患者出汗较多,同时皮肤血管处于扩张状态,脑部供血量偏少,易出现晕厥现象。

（3）注意温度。水温不宜过高,浴室的温度也不宜过低。因此,进行药浴时一定要注意保暖,不能让患者受风或受寒。

（4）进行洗浴的时间。不宜在饭前或饭后的半小时内进行药浴。饭前进行容易造成虚脱,饭后洗浴则不利于胃肠的消化,易使患者出现恶心、呕吐等症状。而在临睡前也不宜进行热水浴,易使患者因精神兴奋而无法入睡。

（5）身体状况。如果患者的皮肤有伤口,则不宜进行药浴,以防感染。对于药浴皮肤过敏者,更不宜施用药浴。

怎样对偏瘫患者做按摩

按摩的作用是什么

研究表明，按摩对于脑卒中患者的瘫痪肢体有明显的恢复作用。因为按摩可以使受作用的部位发生物理和化学变化，改变局部组织的生理反应。可利用神经系统反射性地调节机体功能，使患肢的血液和淋巴循环得到改善，使局部皮肤和肌肉吸收营养，增加肌肉和韧带的伸缩性，消除肢体的挛缩、畸形、肌肉痉挛等现象。此外，按摩还能扩张局部的毛细血管，使血流加速，皮肤温度升高，促进汗腺分泌，增加皮肤的弹性，白细胞数量得以提高，从而提高血清补体效果，由此提高人体的免疫功能。

按摩对脑卒中后遗症患者有哪些作用

对于脑卒中后遗症患者来说，按摩瘫痪的肢体，可使神经系统的兴奋与抑制处于相对平衡的状态。一般来说，轻柔缓慢而有节律的手法，对神经系统有抑制和镇静作用；而急重的手法对神经系统具有兴奋作用。脑卒中患者极易出现关节僵硬、行动迟缓的症状，通过推拿按摩可起到松解黏连、滑利关节、改善关节部位的营养、促进新陈代谢、增加关节的活动度，使关节功能逐步得到恢复的作用。因此，按摩对脑卒中患者非常有益。

对偏瘫患者做按摩的方法是什么

对脑卒中偏瘫患者进行家庭按摩的方法如下：

（1）患者处于仰卧位，按摩者站在其右侧，用右手拇指按揉膻中、中脘、关元等穴。每穴按摩 1 分钟，力度适中。

（2）双手由上而下捏拿患者瘫痪的上肢肌肉，然后重点按揉和捏拿肩关节、肘关节、腕关节；用左手托住患者的腕部，用右手揉患者的手指，每次 5 分钟。

（3）双手由上而下地拿捏患者瘫痪的下肢肌肉，重点是捏拿和按揉髋、膝、踝关节，然后用手掌将下肢轻抚几遍，每次 5 分钟。

（4）患者处于俯卧位，按摩者站在其右侧，用双手拇指按揉背部脊柱两侧，由上至下进行，并用手掌在背腰部轻抚几遍，每次 5 分钟。然后用双手自上而下地捏拿患者瘫痪的臀部及下肢后倒的肌肉群，用力要轻，重复几次，每次 5 分钟。

（5）患者处于坐位，按摩者站在患者的背面，按摩风池、肩井穴，再按揉背部，并轻抚几次，每次可进行 5 分钟。此外，患者也可取侧卧位，患侧向上，按揉肩、肘、髋、膝等关节。

按摩时手法须刚柔兼施，切忌动作粗暴或用力过度。

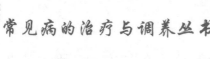

治疗脑卒中可供参考的各种西药

脑卒中的治疗与调养

哪些西药有扩张脑血管作用

◈ 硝苯地平

【常用别名】硝苯吡啶。

【药理作用】能松弛血管平滑肌，可防止脑血管痉挛。其降压作用明显，对脑血管也有扩张作用。

【适应证】适用于缺血性脑血管疾病；对顽固性高血压，尤其是伴有心肌缺血的高血压有一定的治疗作用；并可用以治疗心力衰竭。

【剂型】片剂：10 毫克／片、20 毫克／片、40 毫克／片。

【用法用量】口服：每次 20～40 毫克，每日 2～3 次。

【不良反应】

（1）常见的症状有头痛、头晕、脸红、脚肿等。

（2）较为少见的有心悸、心动过速、心绞痛加重等。

【注意事项】

（1）忌与钙拮抗剂一起应用。

（2）对本品过敏者禁用。

（3）有严重的主动脉瓣狭窄者禁用。

（4）孕妇、哺乳期妇女禁用。

（5）低血压、青光眼和肝、肾功能不全患者禁用。

◈ **尼莫地平**

【常用别名】硝苯甲氧乙基异丙啶。

【药理作用】尼莫地平是双氢吡啶类钙拮抗剂，容易通过血脑屏障而作用于脑血管及神经细胞。药理特性是选择性扩张脑血管，而无"盗血"现象，在增加脑血流量的同时而不影响脑代谢。

【适应证】主要用于脑血管疾病，如脑血管灌注不足、脑血管痉挛、蛛网膜下隙出血、脑卒中和偏头痛等。本品是治疗缺血性脑血管疾病和高血压伴脑缺血症的首选药物。

【剂型】片剂：10 毫克 / 片、20 毫克 / 片、30 毫克 / 片。

【用法用量】口服：每次 20 ~ 40 毫克，每日 2 ~ 3 次。

【不良反应】暂时性头晕、头痛、面部潮红、呕吐、胃肠道不适等，一般症状较轻，停药后即可消失。

【注意事项】

（1）脑水肿及颅内高压患者禁用。

（2）患有严重肝功能损害者禁用。

（3）孕妇及哺乳期妇女慎用。

（4）肝肾功能减退者减量服用。

◈ **维脑路通**

【常用别名】羟乙基芦丁、托克芦丁。

【药理作用】可抑制血小板的凝集，有防止血栓形成的作用。

【适应证】适用于脑血栓形成和脑栓塞所致的偏瘫、失语，以及心肌梗死前期综合征、动脉硬化等，对于治疗闭塞性脑血管疾病效果较好。

【剂型】片剂：100毫克/片。

【用法用量】口服：每次300毫克，每日2～3次。

【不良反应】偶有过敏、胃肠道不适等不良反应。

◈ 脑脉康

【常用别名】烟酸占替诺、脉栓通。

【药理作用】直接作用于小动脉平滑肌的外周血管扩张，并具有短暂的纤维蛋白溶解作用。

【适应证】适用于治疗脑血管障碍性疾病，如脑血栓形成、脑栓塞、脑外伤后遗症、脑手术后遗症、脑卒中后遗症等。

【剂型】片剂：100毫克/片、150毫克/片。

【用法用量】口服：每次100～200毫克，每日3次，饭后服用。

【不良反应】本品副作用较少，偶可见皮肤潮红、口干、唇麻等不良反应，均为暂时性，不影响服药。

【注意事项】发作期的心肌梗死、二尖瓣狭窄、出血性脑血管病的急性期、急性出血等患者忌用。

◈ 盐酸罂粟碱

【常用别名】帕帕非林。

【药理作用】扩张脑、心脏及其他平滑肌的血管。

【适应证】主要用于脑血栓形成、肺栓塞、肢端动脉痉挛症及动脉栓塞性疼痛等。

【剂型】片剂：30 毫克／片；针剂：30 毫克／毫升。

【用法用量】口服：每次 30～60 毫克，每日 2～3 次。肌内注射每次 30 毫克，每日 90～120 毫克。

【不良反应】

（1）可见肝损害。

（2）注射部位发红、肿胀、疼痛。

（3）注射过快可致呼吸加深、面色潮红、心跳加快、血压降低、嗜睡、有恶心、呕吐、食欲不振、头痛、便秘等不良等反应。

【注意事项】

（1）震颤麻痹、完全房室传导阻滞者禁用。

（2）心绞痛、新近心肌梗死、卒中者慎用。

◆ **环扁桃酯**

【常用别名】抗栓丸、安脉生。

【药理作用】能直接松弛血管平滑肌使血管扩张，对脑、肾、血管及冠状动脉有选择性的持续扩张作用，从而使血流量增加。

【适应证】用于脑血管意外及其后遗症、脑动脉硬化症、脑外伤后遗症、肢端动脉痉挛等。脑血管障碍及冠状动脉功能不全均有效。

【剂型】胶囊（抗栓丸）剂：每个胶囊 100 毫克。

【用法用量】口服：每次服 100～200 毫克，每日 4 次或 5 次。症状改善后，可减量至每日 300～400 毫克。脑血管疾病一般每次服 200～400 毫克，每日 3 次。

【不良反应】

（1）可引起恶心、呕吐、食欲不振、上腹部不适等。

（2）有时会出现面部潮红、头痛、头晕、发疹、瘙痒、口干、心悸等症状。

（3）大剂量服用可引起低血压。

【注意事项】青光眼伴有出血或有出血倾向的患者慎用。

◈ 长春西汀

【常用别名】卡兰片。

【药理作用】可选择性地扩张脑血管，改善大脑能量代谢，增强大脑功能；并且有多重保护神经元、显著改善微循环的作用。

【适应证】临床适用于脑栓塞后遗症，脑出血后遗症，脑动脉硬化症所引起的眩晕、头痛、四肢麻木等。

【剂型】片剂：5毫克/片。

【用法用量】口服：每次服5毫克，每日服3次。

【不良反应】偶尔出现皮疹、荨麻疹、头痛、眩晕及消化道症状，偶有血细胞减少现象。

【注意事项】孕妇禁用。

脱水、降低颅内压的药物

◈ 甘露醇

【常用别名】甘露糖醇、六己醇、水蜜醇。

【药理作用】高渗性利尿，通过产生组织脱水而降低颅压。

静脉注入后 20~30 分钟显效，2~3 小时作用达高峰，持续时间 6~8 小时。在缺血性脑血管病的治疗中，具有清除自由基、降低血黏度、改善血液循环的作用。

【适应证】脑水肿、青光眼。

【用法用量】静脉滴注：20%的甘露糖醇溶液，每次 250 毫升，每 6~8 小时 1 次，必要时每 4~6 小时 1 次，每次在 15~20 分钟内滴完。

【不良反应】

（1）个别患者会出现过敏反应，在静脉给药后 3~6 小时内出现打喷嚏、流鼻涕、呼吸困难甚至意识丧失等现象。

（2）注入过快会造成暂时性头痛、眩晕、注射部位的疼痛等症状。

（3）会引起过敏性皮疹、荨麻疹、呼吸困难、过敏性休克等过敏反应。

【注意事项】

（1）心功能不全、肺水肿、严重脱水、肾功能衰竭者禁用。

（2）孕妇禁用。

◈ 山梨醇

【常用别名】山梨糖醇、花秋醇。

【药理作用】为甘露醇的异构体，作用与甘露醇相似但较弱。静脉用药后，除小部分转化为糖外，大部分以原形经肾排出。因形成血液高渗，可使周围组织及脑实质脱水，水肿液随药物从尿排出，从而降低颅内压，消除水肿。注射后 2 小时出现作用高峰，明显地使脑水肿逐渐平复，紧张状态消失，脑脊液压下降。

【适应证】脑水肿、青光眼。

【用法用量】静脉滴注：25％的山梨醇溶液，每次 250～500 毫升，20～30 分钟内输完。可每隔 6～12 小时注射 1 次。

【不良反应】

（1）注入过快可引起头痛、视物模糊、眩晕、畏寒、注射部位疼痛等反应。可引发接触性皮炎、皮疹、急性肾衰竭等病症。

（2）有报告应用山梨醇溶液于慢性肾衰竭患者的腹膜透析，可发生腹痛、呕吐、高血压，少数患者发生昏迷。口服山梨醇所致的腹泻与剂量有关。

【注意事项】

（1）心脏功能不全、脱水少尿者慎用。

（2）不能使用果糖的患者也禁用山梨醇。

脑代谢活化类的西药有哪些

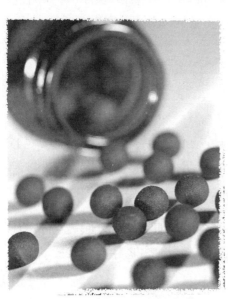

脑血管患者在恢复期，除应进行必要的理疗和功能锻炼外，还应配合使用脑代谢活化药物，以提高脑细胞对氧和葡萄糖的利用，改善脑组织由于缺血、缺氧所造成的神经功能障碍，对促进脑功能恢复有一定的作用。临床上常用的脑代谢活化剂有以下几种：

◆ **三磷酸腺苷（ATP）**

【常用别名】腺三磷。

【药理作用】一种高能化合物，分解后可释放能量供给机体，并能增加脑血流量，促进蛋白质合成，从而使受损但尚未死亡的神经细胞功能得以恢复。

【适应证】室上性心动过速、心力衰竭、心肌炎、心肌梗死、脑动脉硬化、冠状动脉硬化等。

【用法用量】口服：每次 20～40 毫克，每日 3 次。肌内注射：每次 20 毫克，每日 1～2 次。静脉滴注：每次 40～60 毫克，同时加入 10% 葡萄糖注射液 500 毫升。

【不良反应】可能出现头痛、头昏、出冷汗、胸闷、低血压等。偶可见关节酸痛、荨麻疹等症状。

【注意事项】

（1）静脉注射宜缓慢，以免引起头晕、头胀、胸闷、低血压等。

（2）治疗宜从小剂量开始，无效时再逐渐加量，单剂注入量不超过 40 毫克。由于本品在终止室上性发作过程中，可引发心律失常和多种全身不良反应，尽管是瞬间反应，不需处理，但仍有一定潜在危险，故使用本药时宜连续进行心电图监测，密切注意患者的全身反应。

（3）本品对窦房结有明显抑制作用，故病窦综合征、窦房结功能不全者慎用或不用。老年人慎用或不用。

（4）本品部分疗效不确切，应引起注意，切勿滥用。

◆ **胞二磷胆碱**

【常用别名】胞磷胆碱、胞嘧啶核苷、二磷酸胞嘧啶胆碱。

【药理作用】为核苷酸中间代谢产物,能促进卵磷脂的生物合成,对抗磷脂酶 A2,消除游离的脂肪酸,并具有加快脑细胞代谢和调节神经功能的作用。

【适应证】主要用于急性颅脑外伤和脑手术后的意识障碍。

【剂型】注射液:每支 200 毫克。

【用法用量】静脉滴注:常用量 0.5 ~ 1.0 克加入 5％葡萄糖注射液 500 毫升,每日 1 次。肌内注射:每次 0.25 克,每日 1 ~ 2 次。

【注意事项】脑出血急性期不宜用大剂量。

◈ 吡拉西坦

【常用别名】脑复康、吡乙酰胺。

【药理作用】能增进大脑磷质的代谢和 ATP 转换,刺激大脑核糖核酸和蛋白质合成,增强脑皮质对缺氧的耐受能力,降低脑血管阻力,增加脑血流量。

【适应证】主要用于对脑动脉硬化及脑血管意外所致的记忆和思维功能减退的治疗,对老年性痴呆、老年精神衰退综合征、脑外伤引起的记忆和思维障碍也有一定的疗效。

【剂型】片剂:0.4 克／片。

【用法用量】口服:常用量每次 0.8 ~ 1.6 克,每日 3 次。

【不良反应】个别患者会出现失眠、口干、食欲下降等症状,长期使用未见毒性。

【注意事项】孕妇、新生儿、肝肾功能不全者禁用。

◈ **吡硫醇**

【常用别名】盐酸吡硫醇、脑复新、安舒脑。

【药理作用】是 B 族维生素的衍生物,能促进脑内葡萄糖及氨基酸的代谢,增加血流量。

【适应证】适用于脑震荡综合征、脑外伤后遗症、脑炎及脑膜炎后遗症等引起的头胀痛、头晕、失眠、记忆力减退等症状的改善。

【剂型】片剂:100 毫克 / 片、200 毫克 / 片;糖浆剂:10 毫克 / 毫升。

【用法用量】口服:常用量 0.1 ~ 0.2 克,每日 3 次。

【不良反应】少数患者服后会出现皮疹、恶心等症状,停药后可恢复。

◈ **双氢麦角碱**

【常用别名】喜得镇、海特琴。

【药理作用】本品是一种脑代谢增强剂,具有增强脑神经细胞新陈代谢、补偿神经介质的不足和改善脑循环的作用。

【适应证】主要用于由机体老化而引起的精神退化症状、老年痴呆症、脑血管意外、周围血管疾病等。

【剂型】片剂:1 毫克 / 片。

【用法用量】口服:常用量 1 ~ 2 毫克,每日 3 次,3 个月为 1 疗程。

【不良反应】鼻塞,暂时性肠胃不适等症状。

【注意事项】

(1)严重心率过缓患者慎用。

(2)注意不宜与多巴胺类药物合用。

◈ **阿米三嗪－萝巴辛**

【常用别名】都可喜

【药理作用】具有增强肺泡与毛细血管的气体交换、提高脑组织供氧、对抗脑组织缺氧、改善脑循环和改善脑功能的作用。

【适应证】适用于老年人智力障碍，如记忆力丧失、智力降低、注意力及集中力减退，精神行为障碍如活动能力减弱、个性改变、情绪不稳定等症。

【剂型】每片含阿米三嗪 30 毫克，萝巴辛 10 毫克。

【用法用量】口服：每次 1 片，每日早晚各 1 次，体重少于50 千克者，每次服 1 片，每日 1 次。该药作用缓慢，但服药1 个月后症状多能明显改善。

【不良反应】轻微消化系统紊乱。罕见失眠、心悸、惊恐、头晕、体重下降等症状。

【注意事项】

（1）高血压患者不能以服用本药代替高血压的特殊治疗。

（2）罕见现象如下肢有蚁走感、针刺感及麻痹感曾见于服用本药 1 年或以上的患者，出现以上现象应停止服药。

（3）孕妇禁用。

（4）勿与单胺氧化酶抑制剂合用。

◈ **脑活素**

【常用别名】脑蛋白水解物、活血素。

【药理作用】是一种氨基酸混合物，其作用能增强脑内神经介质机酶的活性，增加脑对葡萄糖的利用，改善脑细胞的缺氧状态,促进脑细胞功能的恢复。

【适应证】用于脑血管病、脑动脉硬化、脑外伤后遗症、脑软化、脑卒中后遗症、大脑发育不全、痴呆或老年痴呆等症,以及以记忆力衰退为主要表现的神经衰弱等。

【剂型】针剂:5 克 /5 毫升,10 克 /10 毫升,2 克 /2 毫升,1 克 /1 毫升。

【用法用量】静脉滴注:每次 10～30 毫升,加入生理盐水 250 毫升内,缓慢静脉滴注,每日 1 次,10～20 天为 1 个疗程。

【不良反应】如注射速度过快,可能引起发热,偶有过敏反应,如恶寒、寒战等。

【注意事项】

(1)严重肾功能不全者及孕妇禁用。

(2)过敏体质者慎用。

脑卒中的治疗与调养

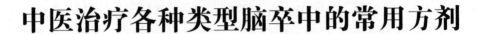

中医治疗各种类型脑卒中的常用方剂

脑卒中的治疗与调养

治疗脑卒中先兆有哪些中药方剂

◈ 防瘫汤

组成：黄芪 60 克，丹参、石决明、地龙、何首乌各 30 克，当归尾、钩藤各 20 克，郁金、赤芍、川芎、石菖蒲、泽泻各 15 克，桃仁 10 克，甘草 3 克。

用法：水煎服，每日 1 剂。

功效：活血化瘀，补气滋阴。适用于脑卒中先兆，症见头晕头痛，一侧肢体麻木拘急，言语不利，口角流涎，行走不稳等。

◈ 血府逐瘀汤加味

组成：生地黄、山楂、何首乌、枸杞子各 15 克，菊花 12 克，川芎、当归、赤芍、红花、桃仁、牛膝各 10 克，柴胡、枳壳各 5 克，细辛 3 克。

随症加减：肝阳上亢所致眩晕者加石决明 15 克，牡蛎 20 克；阴虚阳亢者减当归，加天冬 12 克，白芍药 15 克；痰浊

阻络者减何首乌、枸杞子、生地黄,加半夏、胆南星、茯苓各 10
克;气血亏虚者可减去牛膝,另加黄芪 15 克,人参 10 克。

用法:水煎服,每日 1 剂,4 周为 1 疗程。

功效:补肾益髓,活血通络。适用于脑卒中先兆表现,症
见肝肾不足,髓海空虚等。

◈ 滋肾益脑汤

组成:何首乌、枸杞子、丹参各 30 克,山药、黄芪各 15 克,
党参 12 克,当归 9 克。

随症加减:头晕、面赤如醉者,去黄芪、党参,另加杭菊花
30 克,代赭石 18 克,生龙骨 15 克,生牡蛎 15 克;视物昏花,
加石决明 18 克,夏枯草 12 克;肢体麻木或无力者,加桂枝
12 克,赤芍 12 克,地龙 9 克;言语不利,吐字不清者,加石菖
蒲 15 克,制胆星 12 克。

用法:水煎服,每日 1 剂。

功效:滋肾益脑,益气活血。适用于脑卒中先兆患者。

◈ 杞菊地黄汤加味

组成:山楂 30 克,
丹参 20 克,熟地黄、山
药、女贞子、天麻、菊花各
15 克,山茱萸、泽泻、茯
苓、枸杞子各 12 克,丹皮
9 克。

随症加减:如有暂
时性肢体瘫痪者,加黄芪

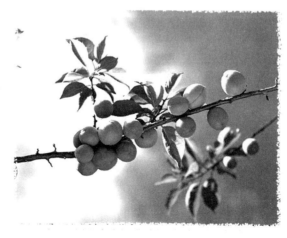

（用量宜大）、地龙，兼有面部麻木或舌强者，加白僵蚕、钩藤；头昏胀痛较甚，并伴有烦躁、口苦者，加栀子、石决明；舌质暗红或有瘀点者，加桃仁、红花，伴有心悸、胸闷者，加酸枣仁、瓜蒌皮。临床主要症状消失后，服杞菊地黄丸以善后。

用法：水煎服，每日1剂，每日2次。服药期间忌辛辣、油腻等食物，忌烟酒。

功效：滋阴补肾，平肝潜阳，养血熄风。适用于脑卒中先兆患者，症见肾阴不足、肝风内动。

◈ **防瘫通脉汤**

组成：黄芪、丹参、生山楂、茯苓各30克，钩藤20克，枸杞子、川芎、当归、赤芍、石菖蒲各15克，天麻、地龙各10克。

随症加减：肝阳上亢者，加生牡蛎、夏枯草、石决明；痰浊壅滞者，加半夏、陈皮；肾虚血瘀者，加何首乌、三七粉等。

用法：水煎服，每日1剂。20天为1疗程，连服2疗程。

功效：益气活血，化浊涤痰。适用于脑卒中先兆者，症见肝肾亏虚等。

◈ **化痰活血汤**

组成：茯苓20克，制半夏、陈皮、竹茹、枳实、桃仁、赤芍、川芎各10克，红花、水蛭各6克，生甘草2克。

随症加减：伴有高血压者，加桑寄生、钩藤各15克，配复方降压片1片，每日2次，硝苯吡啶10毫克，每日2次；头痛、肢麻者，加全蝎3克，鸡血藤10克，蜈蚣2条；眩晕者，加白蒺藜12克，菊花10克，钩藤15克；失眠者，加炒枣仁、夜交藤各15克，合欢皮10克；阴虚者，去半夏、陈皮、竹茹、枳实、茯苓、甘草,加生地黄、玄参、麦冬各 10 克。

　　用法:每日 1 剂,10 天为 1 疗程。

　　功效:化痰活血。适用于脑卒中先兆患者。

◈ 山花汤

　　组成:丹参 15 克,山楂、赤芍、玉竹、路路通各 12 克,地龙、当归尾各 10 克,红花 3 克。

　　随症加减:脾虚纳差者,加茯苓 15 克;血压偏高者,加桑寄生 15 克,天麻 10 克;血压偏低者,加川芎、升麻各 10 克;手足麻木者,加鸡血藤 40 克;舌謇语言不利者,加蜈蚣 3 克,白僵蚕 9 克;反应迟钝、记忆力减退者,加石菖蒲 10 克;久病体虚者,加黄芪 30 克。

　　用法:水煎服,每天 1 剂。

　　功效:活血化瘀,祛风通络。适用于脑卒中先兆患者。

◈ 自拟熄风汤

　　组成:牛膝 40 克,代赭石 25 克,龙骨、牡蛎各 25 克,茵陈、生麦芽、玄参、麦冬、山药、续断、柏子仁、丹参、黄柏各 15 克。

　　随症加减:热盛者,加黄芩、龙胆草各 15 克;阳亢明显者,加龟板 5 克,石决明 10 克;阴虚者,加天花粉 15 克。

　　用法:水煎取汁 300 毫升,每日分 3 次口服,10 剂为 1 疗程,连续服用 2 疗程。

　　功效:潜阳熄风,滋补肝肾。适用于脑卒中先兆患者。

适合治疗各类脑卒中有哪些中药方剂

◈ 芪连温胆汤

组成:黄芪、石菖蒲各30克,郁金20克,半夏15克,黄连、陈皮、厚朴12克,茯苓、枳实、胆南星、竹茹各10克。

随症加减:烦躁不安者,加莲子心10克,栀子12克;大便秘结者,加大黄6克;肢体肿胀、疼痛者,加泽兰30克,防风24克。

用法:水煎,每日一剂。

功效:清热化痰,益气通络。适用于脑卒中恢复期出现的痰热痹阻、络脉空虚等症。

◈ 通腑泄热汤

组成:栀子、胆南星、桃仁、红花各12克,大黄10克,芒硝(冲服)、生甘草各6克。

随症加减:失语或言语不利者,加石菖蒲、郁金。面色潮红、急躁易怒者,加生龙骨、龟板、玄参。舌质暗淡、苔薄白,伴心慌、气短、自汗者,加生黄芪、党参、当归等。脑出血在2周以内,上方去桃仁、红花,加三七粉(分两次冲服)。

用法:水煎,每日1剂,口服或鼻饲。

功效:通腑泄热。适用于脑卒中患者,症见痰热腑实、气血瘀阻等。

◈ 涤痰通络汤

组成:仙鹤草30克,钩藤、酸枣仁各15克,姜半夏、茯苓各12克,竹茹、郁金各10克,枳实、陈皮、石菖蒲、远志各9克,胆南星、生大黄各6克,三七5克。

用法:水煎服,每日1剂,每两周为1疗程。

功效:消痰化瘀,通经活络。适用于脑卒中痰瘀痹阻型患者。

◈ 涤痰汤加减

组成:丹参15克,姜半夏、茯苓各12克,枳实、竹茹、炒桃仁、红花、胆南星、橘红各10克,甘草6克,蜈蚣2条(研末冲服)。

随症加减:大便干燥者,加生大黄6克(后放);神志不清者,加远志10克,郁金10克,石菖蒲10克;言语謇涩者,加僵蚕10克。

用法:每剂头煎加水400毫升,煎20分钟,取汁300毫升,二煎16分钟,取汁200毫升。两次药汁混合,早晚两次分服,10天为1疗程。

功效:清热化痰,活血化瘀,通腑泻浊。适用于脑卒中患者,症见舌强不能言、口眼㖞斜、半身不遂、脉弦滑。

◈ 黄藤南菖汤

组成:鸡血藤60克,石菖蒲15克,大黄12克,胆南星10克。

用法:水煎服,每日1剂,分两次内服。昏迷者鼻用饲法服用。

配合:辅以10%葡萄糖溶液或5%～10%葡萄糖盐水1000～1500毫升,静脉滴注5～7天。意识障碍者加用脱水

脑卒中的治疗与调养

剂 20%甘露醇 250 毫升,每日 1~2 次,治疗 3~5 天。

功效:祛瘀通络,豁痰开窍。适用于脑卒中患者,症见口臭,大便秘结,肢体偏瘫,精神恍惚,舌质红绛或紫暗、舌苔厚腻或黄或白,脉象弦细、弦紧或滑数。

◈ **芪藤竹黄通络汤**

组成:黄芪 30~50 克,鸡血藤 25 克,当归 20 克,天竹黄、川牛膝、葛根各 15 克,地龙 10 克。

随症加减:风痰湿盛者,加石菖蒲、远志、半夏、茯苓;痰热腑实者,加生大黄、桃仁、决明子;风痰瘀阻者,加僵蚕、天麻、白芥子、白芍;阴虚风动者,加生地黄、山茱萸、麦冬、枸杞子、玄参。

用法:水煎服,每日 1 剂,早晚各服 1 次。治疗 8 周为 1 个疗程。

功效:益气活血,通络祛痰。适用于脉络痹阻、经气不畅,筋脉失于濡养而引发的肢体偏废等症。

◈ **清心通腑方**

组成:泽泻 20 克,白术 15 克,天麻、莪术、黄芩各 10 克,全蝎 6 克,黄连、大黄各 5 克,红花 3 克。

用法:水煎取汁,采用鼻饲、口服或保留灌肠方式给药。

功效:清心泄火,平肝熄风。适用于脑卒中急性期患者。

治疗缺血性脑卒中有哪些中药方剂

◈ 加味补阳汤

组成：黄芪 40~90 克，赤芍 10~15 克，当归 15 克，地龙 10~30 克。

随症加减：肝阳上亢、血压偏高者，加用石决明 20 克，生龙骨、生牡蛎 20~30 克，珍珠母 20~30 克，钩藤 15~30 克；痰涎较盛者，加半夏 15 克，泽泻 30 克，胆南星 10 克，天竹黄 12 克；口眼㖞斜者，加炒僵蚕 12~20 克，蜈蚣 3 条，全蝎 12 克；夜不能眠者，加酸枣仁 15 克，远志 10 克，夜交藤 30 克。

用法：水煎服，每日 1 剂，分 2 次服。15 天为 1 疗程。

功效：滋补肝肾，平肝潜阳，益气活血。适用于身困乏力、精神倦怠、食欲不振、便溏等症。

◈ 化瘀消栓汤

组成：黄芪 45~60 克，葛根、丹参各 30 克，连翘 20 克，川芎、赤芍、红花、石菖蒲各 15 克，天麻、陈皮、僵蚕各 10 克。

随症加减：高血压者，加夏枯草；高血脂者，加草决明、生山楂；肢体麻木者，加鸡血藤、桑枝；头晕、头痛者，加菊花、桑叶；大便干燥者，加大黄、枳实；痰热甚者，加黄芩、栀子、胆南星等。

用法：加水 600 毫升，煎至 200 毫升，连煎 2 次，混匀后分 2 次口服，每日 1 剂，10 天为 1 个疗程。

功效：益气活血，祛痰化瘀通络。适用于缺血性脑卒中患者。

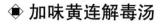

◈ **加味黄连解毒汤**

组成：黄连、黄芩、黄柏、栀子、当归、川芎各 12 克，全蝎 10 克，炙甘草 6 克。

随症加减：夹风型，加防风、白僵蚕、白花蛇；夹痰型，加石菖蒲、胆南星；气虚明显者，加黄芪、党参；阴虚阳亢者，加枸杞子、生龙骨、生牡蛎、天麻、钩藤；脾虚纳呆者，加炒白术、炒山药、麦芽。

用法：水煎服，每日 1 剂。15 天为 1 疗程。

功效：清热解毒，活血化瘀。适用于缺血性脑卒中患者，症见偏瘫，形瘦神怯，舌淡、苔白，脉细无力。

◈ **葛根汤加减方**

组成：葛根 20 ~ 40 克，麻黄 3 ~ 6 克，桂枝 5 ~ 10 克，白芍、当归各 10 ~ 20 克，丹参 20 ~ 30 克，川芎 10 ~ 15 克，红花 6 ~ 10 克，甘草 6 克，生姜 3 片，大枣 5 枚。

随症加减：上肢活动不便者，加桑枝、鸡血藤；下肢活动不便者，加川断、桑寄生、牛膝；口眼㖞斜、言语不清明显者，加全蝎、白附子、白僵蚕；痰浊较重者，加陈皮、半夏、天麻；血压较高者，加磁石、夏枯草等。

用法：水煎服，每日 1 剂。

功效：散寒通络，理气活血。适用于缺血性脑卒中寒凝经络、气血瘀阻型。

◈ **丹芪汤**

组成：黄芪 20 ~ 40 克，丹参 5 ~ 30 克，桃仁、红花、地龙各 10 克。

随症加减：伴有畏寒、项背疼痛、舌苔薄白、脉象浮者，加羌活以疏散外风；伴有头晕热痛、目胀耳鸣、舌质微红、脉弦者，加白菊、牛膝、黄芩、钩藤、石决明、夏枯草以平肝潜阳；伴有失语者，加石菖蒲、远志以祛痰开窍。

用法：水煎服，每日 1 剂。

功效：益气活血，散寒通络。适用于缺血性脑卒中患者，症见肢体偏瘫、失语或言语謇涩等。

◈ **梗死通**

组成：黄芪 60 克，丹参 30 克，川芎、葛根各 20 克，人参、红花、三七、地龙、穿山甲各 10 克，水蛭 6 克。

随症加减：高血压者，加钩藤、夏枯草各 30 克；高血脂者，加何首乌、决明子各 20 克；肢体麻木者，加鸡血藤、白蒺藜各 20 克；语言不清者，加石菖蒲、郁金各 10 克；口眼㖞斜者，加白僵蚕、全蝎各 10 克，蜈蚣 1 条；头晕头痛者，加天麻、菊花各 10 克；痰湿偏盛者，加半夏、胆南星各 10 克。

用法：水煎服，每日 1 剂，早晚两次分服。10 天为 1 疗程。

功效：调摄阴阳，益气活血，化瘀通络。适用于缺血性脑卒中患者。

◈ **加味通络祛瘀汤**

组成：水蛭、生大黄、女贞子各 10 克，丹参 20 克，生黄芪 30 克。

随症加减：肝阳暴亢、风火上扰者，加龙胆草 15 克，栀子、天麻各 12 克，钩藤（后放）20 克，以清肝泄火、熄风通络；风痰瘀血、痹阻脉络者,加半夏12克,胆南星6克,制白附子6克,以祛风化痰、活血通络;痰热腑实、风痰上扰者,加胆南星6克,瓜蒌30克,芒硝(分冲)10克,以清热化痰,通腑泻浊;气虚血瘀者,加生黄芪30克,桃仁、红花各10克,以益气活血;阴虚风动者,加龟板、生地黄各15克,生牡蛎30克,以滋阴潜阳,熄风通络。

用法:水煎分两次内服,每日1剂。

功效:调补气血,逐瘀通络。适用于缺血性脑卒中患者。

◈ **通脉汤**

组成:柴胡、赤芍、白芍、白蒺藜各15克,佛手12克,枳实、天麻、当归、川芎、地龙各10克,桃仁、红花各6克。

随症加减:高血压者,加夏枯草15~30克;高血脂者,加生山楂、决明子各15克;瘫痪肢体下肢重者,加川牛膝15克;上肢重者,加桑枝10克;瘀血重者,加土鳖虫10克;痰湿重者,加胆南星、陈皮各10克;大便秘结者,加大黄6~10克。

用法:水煎服,每日1剂。

功效:理气活血,通络。适用于缺血性脑卒中患者。

治疗出血性脑卒中有哪些中药方剂

◈ **天麻钩藤饮**

组成:天麻15克,钩藤30克(后放),石决明30克(先煎),地龙15克,黄芩、清半夏、白僵蚕、全蝎各9克,丹参、石菖蒲、茯苓各15克,生大黄5克。

随症加减：偏瘫侧肢体沉重者，加牛膝 15 克，川续断 15 克，黄芪 30 克，伸筋草 30 克；言语不清，加郁金 9 克；痰湿较重者，加制白附子 9 克；血压偏高者，加炒杜仲 15 克，磁石 30 克（先煎）。

用法：水煎服，每日 1 剂，早晚各 1 次。15 天为 1 疗程。

功效：熄风清热，豁痰通络。适用于脑出血患者。

◈ 化痰通腑活血汤

组成：瓜蒌 15～30 克，丹参 20 克，大黄 10～15 克（后放），陈皮、牛膝、石菖蒲各 15 克，茯苓 12 克，芒硝 10 克（分冲），竹茹、枳实、桃仁、半夏、牡丹皮、赤芍各 10 克，胆南星 6～10 克，三七 6 克。

随症加减：肝火上扰清窍者，加羚羊角粉 15 克，栀子 12 克；痰湿蒙心神者，加黄芩、黄连各 10 克；痰热内闭心窍者，加羚羊角粉 15 克，钩藤 30 克（后放），菊花 10 克。

用法：水煎服，每月 1 剂，分两次服用，大便得下后，大黄同煎，芒硝减量，共用 15 日。

功效：化痰通腑，益气活血。适用于脑出血患者。

◈ 镇肝降逆汤

组成：代赭石 15～30 克（先煎），明天麻、茯苓、橘皮、竹茹、柿蒂、川郁金、炒枳实各 10 克，沉香粉 2 克（分冲）。

随症加减：脑出血续发呃逆并有手足拘挛者，可加羚羊角粉 5 克（冲服），钩藤 10 克（后下），石决明 15～30 克（先煎），以平肝熄风；如仅有续发呃逆症状，可加丹参 10 克，以活血通络；若病者腹胀便秘，舌苔黄厚，可加生大黄 5～10 克，以清热通腑。

　　用法:水煎服,分煎两次,每月 1 剂,口服,病情严重者采用鼻饲,每日 2 剂,每 6 小时 1 次。

　　功效:镇肝降逆。适用于脑出血续发呃逆患者。

◈ **活血通脉汤**

　　组成:丹参 30 克,茯苓 20 克,川芎、当归、鸡血藤、白芍各 15 克,白术 12 克,石菖蒲、郁金、陈皮各 10 克,甘草 9 克,大黄 6 克。

　　随症加减:血压偏高、头痛明显者,加牛膝 15～20 克,天麻 10 克;血糖高者,加生地黄 15 克,玄参 15 克;偏瘫重者,加桂枝 10 克,牛膝 15 克;苔厚腻者,加半夏 10 克、枳实 10 克、竹茹 10 克;肢麻者,加路路通 10 克。

　　用法:水煎服,每日 1 剂。不能口服者可通过鼻饲或保留灌肠。15 天为 1 疗程。

　　功效:祛瘀血,通脉络。适用于脑出血患者。

◈ **熄风汤**

　　组成:石决明 25 克,天麻、钩藤、生地黄、夏枯草各 20 克,黄芩、栀子、泽泻、车前子、益母草各 15 克,全蝎 5 克,羚羊角 2 克。

　　随症加减:痰多者,加胆南星 15 克、竹茹 15 克、石菖蒲 15 克;大便燥结者,每天用番泻叶 5～10 克泡水饮;头痛、呕吐频繁者,用浓度为 20% 甘露醇溶液,每 6～12 小时静脉滴注 250 毫升,连用 3～5 天;神志不清者,鼻饲安宫牛黄丸,早晚各 1 丸。

用法：水煎服，每日 1 剂，早晚分服。

功效：平肝潜阳，清热熄风。适用于脑出血患者。

◈ **脑衄汤**

组成：羚羊角 3～6 克（冲服），钩藤 30 克，水牛角 10～30 克，生地黄 15～30 克，丹皮 15 克，栀子 12 克，白芍 15～30 克，陈皮 12 克，竹茹 15 克，三七粉 3 克（冲服），甘草 6～10 克。

随症加减：神志不清者，加石菖蒲、远志；头晕头胀、面赤、血压升高者，加石决明、夏枯草、生龙骨、生牡蛎；喉中痰鸣、苔黄厚、烦躁不安者，加胆南星、天竹黄；腹胀、便秘者，加大黄；头痛、呕吐剧烈者，加半夏、茯苓、益母草；呕血或便血者，配服大黄粉、白及粉、云南白药。

用法：水煎 2 次，取汁 300～500 毫升，每日 1 剂，分 3 次口服，吞咽困难或神志昏迷者可鼻饲。

功效：凉肝熄风，化痰开窍。适用于脑出血患者。

◈ **活血消肿汤**

组成：车前子（包）20 克，牛膝 15 克，当归尾、赤芍、川芎、泽兰、桃仁各 12 克，丹参 10 克，红花 6 克，生甘草 5 克。

随症加减：呕吐者，加姜半夏 10 克，代赭石（先煎）20 克；头痛剧烈者，加延胡索 12 克，蔓荆子 10 克；痰盛者，加鲜竹沥，每次 1 支（15 毫升），每日 2 次；发热者，加金银花 15 克，连翘 10 克，蒲公英 30 克，黄芩 12 克；大便干结者，加生大黄（后放）6 克。

用法：水煎服，每日 1 剂，分 2 次服。

功效：活血化瘀，利水消肿。适用于脑出血患者。

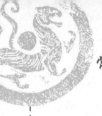

◉ **祛痰化瘀通腑法**

组成：瓜蒌 20 克，丹参 18 克，水蛭 8 克，地龙 12 克，生大黄（后放）5～10 克，枳实、胆南星各 10 克。

用法：水煎服，每日 1 剂，分 2 次服。

功效：化瘀祛痰，通腑泻浊。适用于脑出血患者。

治疗脑卒中急性期"中经络"患者有哪些中药方剂

中医把急性期脑卒中分成"中经络"与"中脏腑"两种类型。"中经络"指的是病情较轻，一般无神志障碍，仅表现为口眼㖞斜、言语不清或半身不遂等症。"中脏腑"指的是病情较重或危重，出现神志不清、口眼㖞斜、半身不遂等症。中医对脑卒中急性期"中经络"的辨证论治方法如下：

◆ **加减秦艽汤**

组成：生地黄、牛膝、地龙各 15 克，秦艽、赤芍、当归、黄芩各 12 克，羌活、桂枝、川芎各 10 克。

随症加减：面瘫者，加白附子、全蝎、僵蚕各 12 克；痰多者，加菖蒲 12 克，远志、胆星各 10 克；烦躁者，加山栀子 12 克，黄连 6 克。

用法：水煎 2 次，早晚分服。

功效：祛风清热，活血通络。适用于风邪阻络化热患者，症见突发口眼㖞斜，言语不清，半身不遂，舌质暗红、苔薄黄，脉弦弱或弦细等。

◈ 镇肝熄风汤

组成：牛膝、代赭石、龙骨、牡蛎、龟板、菊花各 15 克，白芍、天冬、麦冬、玄参、天麻、钩藤各 12 克。

随症加减：烦躁者，加山栀子 12 克，黄连 6 克；痰热重者，加胆星 10 克，天竹黄 12 克；失眠多梦者，加夜交藤 30 克，珍珠母 15 克；口眼㖞斜者，加全蝎、僵蚕、白附子各 12 克。

用法：水煎 2 次，早晚分服。

功效：滋阴潜阳，镇肝熄风。适用于阴虚风阳上扰患者，症见突发口眼㖞斜，言语不清，半身不遂，头晕或头胀痛、耳鸣、口干、舌红、舌苔薄黄，脉弦细而疏等。

◈ 黄连温胆汤加减

组成：黄连 6 克，陈皮、半夏、竹茹各 10 克，茯苓 15 克，枳实、远志、石菖蒲各 12 克，生大黄 8 克，水蛭 9 克。

随症加减：口眼㖞斜者，加全蝎、僵蚕、白附子各 12 克。

用法：水煎 2 次，早晚分服。

功效：清热化痰，通腑活络。适用于痰热互结阻络患者，症见突发口眼㖞斜，言语不清，半身不遂，且头晕、呕恶痰涎，舌红体胖大，舌苔黄腻，脉弦滑等。

治疗脑卒中急性期"中脏腑"患者有哪些中药方剂

中医对脑卒中急性期"中脏腑"的辨证治疗方法如下：

1. 闭证。主要症状为突然昏厥，不省人事，牙关紧闭，两手握拳，大小便闭等。也可根据其他症状表现，分为阳闭、阴闭。

（1）阳闭：其症状除具有闭证的主要表现外，还会出现颜面潮红、呼吸气粗、口臭身热、躁动不安、大便干燥、唇红、舌红、舌苔黄腻、脉弦滑而疏等症状。可以通过治疗达到辛凉开窍、清肝熄风的效果。

（2）阴闭：其症状除具有闭证的主要表现外，还会出现面白唇暗，痰涎壅盛，静而不烦，四肢欠温，舌苔白腻，脉沉滑而缓等。通过治疗达到辛温开窍、豁痰熄风的效果。用苏合香丸溶后灌服或鼻饲，并用涤痰汤加减。

2.脱证。主要症状为突然昏厥，不省人事，目合口开，鼻鼾息微，手撒肢冷，汗多不止，排便失禁，肢体瘫软，舌痿、舌质暗淡、舌苔白腻，脉沉微欲绝。可以通过治疗达到益气回阳、扶正固脱的效果。

◈ 羚羊角汤

组成：羚羊角粉 0.9 克（冲服），菊花 15 克，夏枯草、白芍、丹皮各 12 克，生地黄、生石决明、龟板各 15 克。

随症加减：抽搐者，加全蝎 12 克、僵蚕 12 克；鼻鼾痰鸣、身热、躁扰不宁者，属痰热内闭清窍，加胆星 10 克、天竹黄 12 克，竹沥 12 克；便秘腹胀者，加大黄 10 克；或另用安宫牛黄丸 1～2 丸溶后灌服或鼻饲，必要时每 6 小时 1 次。

用法：急煎，凉温，灌服或鼻饲。

功效：辛凉开窍，清肝熄风。

◈ 涤痰汤加减

组成：茯苓 15 克，竹茹、石菖蒲、枳实、天麻、钩藤、僵蚕各 12 克，胆南星、陈皮、半夏各 10 克。

用法：急煎，凉温，灌服或鼻饲。

功效：辛温开窍，豁痰熄风。

◈ **参附汤加减**

组成：人参 10 克，制附子 12 克，龙骨、牡蛎各 15 克，或加五味子 10 克，山萸肉 12 克。

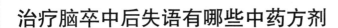

用法：急煎，汤放温后灌服或鼻饲。

功效：益气回阳，扶正固脱。

治疗脑卒中后失语有哪些中药方剂

中医对脑卒中失语症的辨证治疗方法如下：

◈ **解语丹加减**

组成：天麻、全蝎、天竹黄、胆南星、石菖蒲、郁金、远志、白术各 12 克，木香 6 克。

用法：水煎 2 次，每天 1 剂，早晚分服。也可配成丸、散调服。

功效：祛风除痰，宣窍通络。适用于风痰阻络、舌窍不通患者，症见舌强不语或言语不清，舌体胖、舌苔白腻，脉弦滑等。

◈ **天麻钩藤饮加减**

组成：天麻、钩藤、白芍、黄芩、石菖蒲、远志、天竹黄、全蝎各 12 克，生石决明、牛膝各 15 克，胆南星 10 克。

脑卒中的治疗与调养

用法：水煎 2 次，每天 1 剂，早晚分服。也可配成丸、散调服。

功效：平肝潜阳，化痰开窍。适用于肝阳上亢、夹痰阻窍型患者，症见言语不清，头晕眩或胀痛，耳鸣，舌暗红，舌苔白腻或黄腻，脉弦滑等。

◈ 地黄饮子加减

组成：熟地黄 15 克，黄精、巴戟天、山茱萸、石斛、麦冬、石菖蒲、肉苁蓉、枸杞子、龟板胶、木蝴蝶各 12 克，远志、五味子各 10 克，薄荷 6 克。

随症加减：气虚者加黄芪、党参各 15 克。

用法：水煎 2 次，每天 1 剂，早晚分服。也可配成丸、散调服。

功效：补肾填髓，益精利窍。适用于肾精不足、清窍失养患者，症见言语不清或失语，腰酸膝软，口干不欲饮，舌淡红、舌苔少或薄白，脉沉细弱等。

治疗脑卒中后吞咽困难有哪些中药方剂

吞咽困难、饮水发呛等是脑卒中球麻痹或假性球麻痹的主要症状，其中医辨证论治的方法如下：

◈ 八珍汤加味

组成：黄芪、党参、茯苓、熟地黄、鸡血藤各 15 克，白芍、桔梗、白术各 12 克，川芎、当归、甘草、木蝴蝶各 10 克。

用法：水煎 2 次，早晚分服，每天 1 剂。

功效：益气养血，利咽，适用于气血两虚。症见吞咽困难，饮水即呛，面色苍白，气短无力，舌质淡，苔白，脉细弱等。

◈ 会厌逐瘀汤加减

组成：生地、玄参各 15 克，桃仁、红花、柴胡各 10 克，桔梗、甘草、赤芍、当归、枳壳、麦冬各 12 克，川芎 10 克。

用法：水煎 2 次，早晚分服，每天 1 剂。

功效：滋阴活血，利咽，适用于阴虚血瘀。症见吞咽困难，饮水即呛，口干咽燥，舌暗红或有瘀点瘀斑，苔薄少津，脉细涩等。

治疗脑卒中后偏瘫有哪些中药方剂

◈ 加减补阳汤

组成：黄芪 30 克，当归、川芎、桃仁、红花各 10 克，地龙 15 克，赤芍 12 克，丝瓜络 15 克。

随症加减：伴有语言不利，加石菖蒲 12 克，远志 10 克。伴有口眼㖞斜，加全蝎、僵蚕各 12 克。伴有肢体麻木，加鸡血藤 15 克。大便秘结，加火麻仁、杏仁、郁李仁各 12 克。小便失禁，加益智仁、覆盆子、桑螵蛸各 12 克。上肢偏瘫重，加桑枝 15 克，桂枝、片姜黄各 12 克。下肢偏瘫重者加牛膝、杜仲各 15 克。日久不愈、血瘀严重者加水蛭 9 克，虻虫 10 克。

用法：水煎 2 次，早晚分服，每天 1 剂。

功效：益气活血，通络，适用于气虚血瘀，脉络瘀阻。症见偏瘫，或兼有口眼㖞斜、语言不利，面色无华，气短乏力，舌质淡暗或有瘀点瘀斑,舌苔薄白,脉细涩等。

◈ 天麻钩藤饮加减

组成:天麻、钩藤、白芍、黄芩、山栀子、玄参各 12 克,牛膝、生石决明、桑寄生、龙骨、牡蛎、龟板、地龙各 15 克,甘草10 克。

随症加减:伴有各种症状者,可参考加减补阳汤中的药材。

用法:水煎 2 次,早晚分服,每天 1 剂。

功效:平肝潜阳,熄风通络,适用于肝阳上亢,脉络瘀阻。症见偏瘫且患侧肢体僵硬拘紧,或伴有口眼㖞斜,语言不利,头痛,头晕,面赤,耳鸣,舌红或暗红、苔黄,脉弦硬有力等。需要注意的是,以上只是脑卒中后遗偏瘫常见的两个症状,但并非只有这两种症状。在临床医治时,还应根据患者具体病情具体分析,辨证论治。

治疗脑卒中后智力障碍有哪些中药方剂

根据中医“肾藏精、精生髓”,“脑为髓之海”,以及“肾气通二脑”等理论,脑卒中后出现智力障碍,如健忘、计算能力差、定向力障碍等,都是由于“肾精亏损”所致。因此,中医治疗脑卒中后智力障碍,主要采用的是“补肾填精、益髓健脑”的方法,并随症加减用药。

◈ 地黄加减汤

组成:熟地黄、黄精各 15 克,山萸肉、石斛、麦冬、石菖蒲、远志、肉苁蓉、益智仁、枸杞子、菟丝子各 12 克,五味子 10 克。

随症加减:若阴虚明显,出现口干、五脏烦热、舌红少苔等,可加生地黄 15 克,龟板、女贞子、墨旱莲各 12 克。若阳虚明显,出现手足不温或发凉、舌淡苔白、脉沉弱,可加制附子、肉桂各 10 克。若痰盛呆钝,出现舌胖大、苔白腻,可加白术、茯苓、郁金各 12 克。若气虚,出现少气无力,脉细弱,可加黄芪、党参 15 克。若有瘀象,出现舌质暗或有瘀点瘀斑,可加丹参 15 克,川芎 10 克。

用法:水煎 2 次,每日 1 剂,分服。

功效:补肾填精,益髓健脑。由于此类患者用药时间较长,服用汤剂较为不便,因此也可把上述药材配成丸或散服用。也可用中成药六味地黄丸或杞菊地黄丸、金匮肾气丸交替服用。此外,龟龄集、回春胶囊等也可视病情选服,可具有补肾健脑的作用。

治疗脑卒中后有精神障碍者可参考哪些中药方剂

◈ 甘麦大枣汤加减

组成:黄芪、党参、茯神各 15 克,白术、郁金、川芎、当归、远志、龙眼肉、石菖蒲各 12 克,甘草 10 克,大枣 10 枚,木香 6 克,浮小麦 30 克。

用法:水煎 2 次,每日 1 剂,早晚分服。

功效:补益心脾,活血化痰,适用于心脾两虚、痰瘀阻滞脑窍。症见终日不言不语,忽笑忽哭,不识家人,面色苍白,心悸气短,精神委靡,舌淡红、舌体胖、边有齿印或见瘀点,脉细无力或细涩等。

❖ 柴胡疏肝散加味

组成：柴胡、枳实、赤白芍、香附、川芎、郁金、石菖蒲、远志各 12 克，甘草 10 克，丹参 30 克。

用法：水煎 2 次，每天 1 剂，早晚分服。

功效：疏肝理气，化瘀涤痰，适用于肝郁气滞、痰瘀阻滞脑窍。症见不言不语，喃喃自语，忽笑忽哭，生活懒散，不识家人，舌质暗或有瘀点瘀斑、苔白腻，脉弦或弦滑等。

❖ 黄连温胆汤加味

组成：黄连 6 克，陈皮、半夏、竹茹、枳实、黄芩、石菖蒲、天竹黄各 12 克，甘草、胆南星各 10 克，茯苓 15 克，郁金 12 克。

用法：水煎 2 次，每日 1 剂，早晚分服。

功效：清热化痰，醒脑开窍，适用于痰热互结、上蒙脑窍。症见不言不语，忽笑忽哭，不识家人，不知秽洁，烦躁不安，舌质暗红，舌体胖大，苔黄腻，脉滑等。

治疗脑卒中后遗症有哪些中药方剂

❖ 益气活血汤

组成：黄芪 200 克，丹参 50 克，葛根、路路通各 30 克，田七、赤芍、地龙、全蝎、川蜈蚣各 15 克，新开河参 10 克，水蛭 3 克（研末，装入胶囊，分 2 次配药液吞服）。

用法：每日 1 剂，每剂煎 2 次，中火久煎。第 1 次加水

1000毫升煎至200毫升,第2次加水800毫升煎至150毫升, 2次所得药液混合,分2次饭后温服。

功效:益气,活血,通络,适用于老年脑卒中后遗症。

◈ 补气活血固肾汤

组成:黄芪80克,丹参30克,豨莶草、络石藤、茯苓、地龙(制)各20克,当归尾、淫羊藿、杜仲(盐水炒)各15克,水蛭(制)、乌梢蛇(酒制)、威灵仙、焦山楂、鸡内金(炒)、甘草、大枣各10克,蜈蚣(酒制)2条。

用法:水煎,每日1剂,早晚分服。

功效:补气活血,化痰祛瘀,通络,适用于脑卒中后遗症患者。

◈ 脑卒中回春灵

组成:熟地黄20克,山茱萸、巴戟天、肉苁蓉、石斛、远志、茯苓、五味子各15克,胆南星、天竹黄、石菖蒲、郁金各12克,白僵蚕、全蝎各10克。

用法:水煎服,每日1剂。

功效:滋阴温肾,开窍化痰,适用于脑卒中后遗症患者。

◈ 补脾治瘫汤

组成:黄芪30克,党参、龙眼肉、山药、茯苓、炒酸枣仁、葛根各15克,当归、僵蚕、地龙、赤芍各10克,木香6克,炙甘草5克。

用法:水煎服,每日1剂,分2次服。连服3周为1疗程。

功效:补脾养血,活血通络,适用于脑卒中后遗症患者。

◈ **舒瘫胶囊**

组成：熟地黄、苁蓉、杜仲、麦冬、山茱萸各 15 克，石斛、远志、石菖蒲各 12 克，龟板、鳖甲各 10 克，丹参 20 克，三七 6 克。

用法：把上述药材制成胶囊，每粒 5 克，每日 3 次，每次 5 粒，温开水送服。15 天为 1 疗程。服药期间忌食辛辣刺激、生冷食物。

功效：养阴潜阳，滋液熄风，濡养筋脉，适用于脑卒中后遗症患者。

◈ **益气活血振颓汤**

组成：生黄芪 45 克，鸡血藤 20 克，西秦艽、川牛膝各 15 克，当归、干地龙、赤芍各 12 克，炒白术、川芎、制乳香、制没药各 9 克，桂枝 6 克。

随症加减：肝阳上亢、血压偏高者，去桂枝，加石决明、钩藤各 30 克，茺蔚子、白蒺藜各 12 克。痰涎较盛，加石菖蒲、胆南星各 9 克。口眼喎斜者，加炒僵蚕 12 克，全蝎 4 克。夜寐不宁者，加炒酸枣仁 15 克，远志 9 克。

用法：水煎服，每日 1 剂，1 个月为 1 疗程。

功效：益气活血，舒经活络，适用于脑卒中后遗症患者。

◈ **补肾化瘀方**

组成：龟板、生龙骨、生牡蛎、代赭石各 30 克（均先煎），牛膝 30 克，玄参、熟地黄、山茱萸、白芍、麦冬各 15 克，三七、大黄炭各 10 克，羚羊角片 3 克（另煎）。

用法：水煎服，每日 1 剂。

功效：补肾镇肝熄风，化瘀通腑。适用于脑卒中后遗症，症见肝肾阴虚、肝风内动、脑络瘀阻等。

◈ **黄连解毒汤**

组成：黄连、黄芩、黄柏、栀子各 9 克。

用法：水煎服，每日 1 剂，每日 2 次。

功效：泻火解毒，适用于脑卒中后遗症患者。

◈ **舒郁调神汤**

组成：丹参 20 克，柏子仁、远志、煅龙骨、煅牡蛎各 15 克，柴胡、郁金、石菖蒲、桃仁、红花各 10 克，枳实 6 克。

随症加减：若心肝火旺，症见烦躁、失眠，加栀子 15 克，知母 10 克，炒枣仁 15 克。若心肝血虚，症见悲伤欲哭、神志恍惚，加甘草 15 克，浮小麦 10 克，大枣 10 克。若痰盛者，症见胸闷、痰鸣，加竹茹 10 克，天竹黄 15 克，半夏 10 克。若气血亏虚，症见神疲乏力、精神倦怠者，加当归 10 克，黄芪 15 克。若肝肾阴虚，症见眩晕、头痛者，加生地黄、玄参、枸杞子各 10 克，沙苑子 15 克。若肾阳亏虚，症见四肢畏寒、腰酸腰痛，加巴戟天、淫羊藿、仙茅各 10 克。

用法：水煎服，每日 1 剂。

功效：舒肝理气，活血化瘀，开窍醒神，适用于脑卒中后抑郁症患者。

◈ **逍遥散**

组成：柴胡、白芍、当归、白术、茯苓各 10 克，炙甘草、生姜各 5 克,薄荷 3 克。

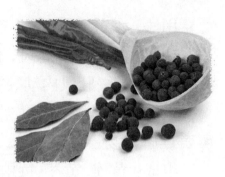

用法:每日 1 剂,分 2～3 次水煎服。

功效:疏肝解郁,调和肝脾,适用于脑卒中后抑郁症患者。

◈ 安神解郁汤

组成:炒酸枣仁、远志、柏子仁、茯苓、党参各 15 克,当归 12 克,郁金 10 克。

随症加减:实症者治以舒肝清热,安神解郁,加柴胡、黄芩各 10 克。如气郁化火,症见性情急躁易怒、头痛、目赤、耳鸣,加栀子 15 克,知母 10 克。虚症者治以益气和中,安神解郁,加黄芪 30 克,炙甘草 6 克。如阴虚火旺,症见眩晕、心烦易怒,或遗精腰酸,或月事不调,加生地黄 10 克,枸杞子 10 克。如肾气不足,症见腰膝酸软,加熟地黄 15 克,山茱萸 15 克,桂枝 10 克。

用法:上述药材加清水 300 毫升,煎汁 100 毫升,在复煎取汁 100 毫升,2 次药液混合,早晚分服,每日 1 剂,30 天为 1 疗程。

功效:疏通气机,安神解郁,适用脑卒中后抑郁症患者。

◈ 血府逐瘀汤

组成:当归、生地黄各 20 克,桃仁、红花、川芎、桔梗各 10 克,牛膝、赤芍、柴胡各 15 克,枳壳 6 克。

用法:水煎服,每日 1 剂,4 周为 1 疗程。

功效:活血祛瘀,疏肝解郁。适用于脑卒中后抑郁症患者。

◈ 柴胡舒肝散

组成:炒酸枣仁 30 克,夜交藤、白芍、茯苓各 15 克,柴胡、枳壳、香附、郁金、川芎、橘红、半夏、合欢花各 10 克。

随症加减:气虚者,加黄芪、太子参。食欲不振、腹胀、便溏者,加神曲、麦芽、炒白术。心神不宁者,加生龙骨,生牡蛎。热盛者,加栀子、龙胆草。瘀血甚者,加丹参、红花、水蛭。痰盛者,加胆南星、瓜蒌。肾精不足者,加枸杞子、制何首乌。

用法:把上述药材加水 300 毫升,煎汁 100 毫升,在复煎取汁 100 毫升,2 次药液混合,早晚分服,30 天为 1 疗程,共治疗 2 疗程。

功效:疏肝理气,解郁安神,适用于脑卒中后抑郁症患者。

◈ 越鞠丸加减

组成:香附、柴胡、丹参、石菖蒲各 12 克,苍术、川芎、栀子、神曲、枳实、青皮、白芍、郁金、甘草各 9 克。

随症加减:心脾两虚者,加黄芪、当归、远志,龙眼肉。脾虚痰湿者,加半夏、胆南星;阴虚火旺者,加生地黄、知母、牡丹皮、珍珠母;气郁化火者,加牡丹皮、龙胆草、大黄;气滞痰郁者,加半夏、厚朴、茯苓。

用法:水煎服,每日 1 剂,早晚分服,30 天为 1 疗程。

功效:舒肝解郁,调畅情志,适用于脑卒中后抑郁症患者。

◈ **消郁汤**

组成：丹参、炒酸枣仁各 30 克，川牛膝、郁金、合欢皮、百合各 15 克，黄芩、栀子各 12 克，白芍、枳壳、川芎、柴胡、香附各 10 克，珍珠母 2.5 克。

随症加减：肝风内动者，加天麻、钩藤、石决明。阴虚明显者，加枸杞子、女贞子、生地黄。气虚甚者，加黄芪、党参。便秘者，加大黄、厚朴。

用法：水煎服，每日 1 剂，30 天为 1 疗程。

功效：疏肝解郁，清心安神，适用于脑卒中后抑郁症患者。

◈ **活血解郁汤**

组成：鸡血藤 30 克，川芎 20 克，香附、水蛭、石菖蒲、远志、栀子各 15 克，郁金、苍术、神曲各 10 克。

随症加减：肝郁甚者，加青皮、枳壳。肝郁化火者，加龙胆草、川楝子。痰湿郁结者，加清半夏、厚朴。心神不宁者加生龙骨、牡蛎。

用料：水煎服，每日 1 剂，2 周为 1 疗程，需观察 3 疗程。

功效：舒肝解郁，行气活血，适用于脑卒中后抑郁症患者。

脑卒中病后的康复治疗与锻炼

为什么说脑卒中患者必须进行康复治疗

　　康复治疗,被人们称为"第三医学"或"医学的第三阶段",旨在通过相应的医疗手段,达到使患者恢复日常生活能力、最终重新回归社会的目的。众所周知,脑卒中常常会给患者留下各种功能障碍,其中表现较多的是神经功能缺损,如肢体瘫痪、失语、精神和智能障碍等,其受损的严重程度和恢复的速度,直接关系着患者的康复前景。脑卒中的康复治疗,在促进健康的恢复、预防和治疗各种并发症、降低脑卒中患者的致残率方面起到了非常有效的作用,并且能使患者信心增强,最大限度地恢复工作和生活的能力,有助于提高患者及其家庭的生活质量。因此,康复治疗无论是对于患者本身,还是对于家庭和社会,都有着重要的意义。

脑卒中的康复治疗与临床医治意义有何不同

　　现代医学中,康复医疗与临床医疗都是其必需的组成部分。康复医疗是临床医疗的延续,是整个医疗计划的一个组成部分,它们相互联系、互相渗透、紧密结合。在医疗实践中,利用临床医疗手段矫治或预防残疾;而把康复护理列为临床常规护理的内容之一,有利于患者身心、功能障碍的防治。

康复医疗和临床医疗虽然有千丝万缕的联系,但两者又有不同。康复医疗的对象不是疾病,而是疾病所致的各种功能障碍,如偏瘫、失语、耳聋等;康复医疗的目的不是治病救命,而是采取一切综合康复措施,尽可能使残疾的患者消除或减轻功能障碍,使患者能生活自理,提高生命质量,或者恢复工作能力回归社会,也就是恢复患者生理、心理、社会生活等方面的功能。

康复医疗的目的是什么

康复医疗的基本方法和内容主要就是对患者康复训练。训练本身就是治疗,如医疗体育、作业疗法、物理疗法等,侧重发挥患者的主观能动性,增强体质,并且康复医疗的效果,也只有通过训练,才可以真正获得。而临床医疗则偏重于药物、手术等方法。不仅面向单纯的疾病,而且面向患者的生活,争取患者能早日能回归社会。美国慢性病委员会的一份报告中指出,脑血管疾病患者过去在一般医院里急性危险过去后,就不给予任何功能训练而出院,患者很可能十分迅速地恶化到不能自助、失语、久病不起,并伴着大小便失禁、关节挛缩与压疮。而康复医疗可使患者再学会走路与说话,调节他们身体功能,患者可相当正常、有效地生活。美国康复专家腊斯克说:康复医疗是病床与生活结合的桥梁,病残的人们,通过康复医疗使他们获得与健康人相同的生活。

脑卒中患者康复治疗应包括哪些内容

脑卒中康复治疗的大量工作通常是基层医疗机构或家庭中进行的。医疗实践证明，许多脑卒中患者通过康复训练可以实现生活自理，甚至可恢复工作能力。脑卒中患者康复治疗的内容主要有以下几方面：

（1）各种理疗。电疗、光疗、水疗、蜡疗以及中西医结合的电针疗法、超声疗法、穴位磁疗、中西医直流电导入疗法等都属于理疗范畴。

（2）作业疗法。此疗法是以让脑卒中患者逐渐适应个人生活、家庭生活、社会生活的种种需要为目地的疗法，包括衣食住行的日常生活基础动作、职业劳动动作及工艺劳动动作等训练。

（3）医疗体育。包括现代医疗体操及中医传统体疗，如针灸、按摩等，是康复治疗的主要方法之一。

（4）语言训练。对失语患者施行语言训练，尽可能在一定程度上恢复其说话能力。

（5）心理康复。通过研究患者的心理状态及智力状况，运用心理疗法促使患者的身心都能早日康复。

（6）娱乐康复工程。包括听音乐、练习演奏乐器、缝纫、绘画等方式。这些娱乐不但有助于身体功能的改善，还可振奋患者的精神，避免其产生孤独寂寞感。

尽早康复治疗对脑卒中患者有何意义

有些人由于害怕再度引发出血，不敢过早进行康复治疗,因而延误了治疗时机。实际上,康复治疗引起再度出血的可能性很小,如果在病情稳定的条件下及早进行科学、合理的康复治疗,可以提高中枢神经系统的可塑性,促进神经突触的再生,降低神经功能的损伤程度,从而获得满意的康复效果。一般认为,康复治疗开始的时间是:形成脑血栓的患者,在发病后1周开始康复治疗;神志清醒的患者,在发病后第2月开始康复治疗;脑出血患者,在发病第3周后,即急性期后开始康复治疗。脑卒中患者,只要神志清楚,病情平稳就可以在医生的指导下开始功能恢复训练。但有较严重的肺部感染、尿路感染等并发症的脑卒中患者应暂停康复治疗,何时恢复须听从医生的指导。

脑卒中偏瘫患者康复治疗前应注意哪些问题

偏瘫是脑卒中的主要症状之一,是指一侧肢体肌力减退、活动不便或完全不能活动。脑卒中偏瘫患者的康复,需要患者及家属投入极大的耐心和毅力,并且要有科学的治疗方法。因此,在开始训练或康复前,应对偏瘫患者的身体情况形成正确的认识。

(1)患侧完全丧失了平衡功能。这是因为脑卒中偏瘫患者患侧正常的姿势反射机制丧失。该反射是从婴儿时期起逐渐形成的,主要功能是使人能顺利并迅速地改变姿势,如从卧到坐,并且当人的重心改变时,肌张力能很顺利地做出适当的变化,自动调节姿势,以适应重心的改变,保持身体平衡。

偏瘫患者患侧丧失平衡的结果是肌张力的平衡失常,致使四肢强肌(上肢的屈肌与下肢的伸肌)形成持久的收缩(或痉挛),导致正常的运动不能完成。

(2)感觉丧失。患侧丧失了感觉的辨别能力,即感觉丧失。由于所有运动均是对感觉刺激的反应,例如对视、听、触的反应;同时,又被视觉和触觉通过肌肉、关节和肌腱运动的刺激所监测,因此,脑卒中者不论感觉障碍轻或重,必然给运动带来一定的困难。

(3)出现肌痉挛。随着病程的进展,绝大多数脑卒中患者均有不同程度的肌痉挛,通常是上肢屈肌痉挛和下肢伸肌痉挛。肌痉挛不会危及生命,但明显的肌痉挛会对患者的运动功能造成严重障碍,影响其活动能力,妨碍康复治疗。

(4)完全丧失自由选择精确动作的能力。这是上述三项缺陷的必然结果。由于丧失平衡和感觉,加上肌痉挛,使正常运动一开始即遭遇严重或完全障碍,患者需要更大的努力才可克服。

影响脑卒中患者的大脑功能康复都有哪些因素

国外已有研究表明,大脑损伤的康复治疗效果虽受诸多因素的影响,但主要有以下几方面:

(1)年龄。有研究表明,受伤者越年轻,恢复的可能性越大。产生这种情况可能是因为年龄大的患者,病前即有较多的可能处于普遍性的大脑功能衰退老化阶段,因此,随着患者年龄的增长,可供调动的大脑功能潜力,也就会随之减少。这样,预期的效果也就要差一些。

(2)患者病前智力水平。脑损伤前患者智力水平高者,能获得较好的康复效果,因为他们有较多的智力资源可用来重建新的功能系统。有的研究已表明,脑损伤后所呈现的初始能力水平,与最后康复可能达到的水平是相一致的。

(3)一般健康状况和大脑整合功能。患者的一般健康水平和大脑整合能力是影响康复效果的重要因素。患者有其他严重疾病可以影响脑的功能状态而有碍康复。通过某些神经心理学测验,全面测量大脑整合功能,将有助于对疾病预后的估计。测评结果表明,损伤范围比较局限、一些基本能力未被损伤者,康复前景较为良好。反之,若测评表明病变范围弥散,受损伤的大脑功能广泛,则预后估计较差。总之,康复前景的预测是以可调用的脑区的完整性和潜能为基础的。

(4)社会环境影响。患者家属和亲友对患者和治疗所抱的态度以及某些反应,对康复治疗的影响甚大。来自家庭的支持和鼓励是康复治疗过程中的可贵助力。反之,漠不关心,认为治疗无望等消极情绪却成为患者接收康复治疗的阻力。因此,康复治疗过程中不应忽视社会环境,特别是亲属对康复治疗所施加的不良影响。在给患者施治的同时,要对其社会环境作全面了解,并进行必要的咨询和指导,目的不只是为了消除阻力,而且要争取化阻力为助力。因为与之共同生活的亲人参与对患者的康复训练,常常会起到医务人员无法起到的作用。

(5)医患配合程度。整个康复过程中,患者积极努力和主动配合治疗是非常重要的,因此自始至终都要注意调动患者的治疗积极性。如:首先安排容易及早奏效的康复程序和措施、周围人的鼓舞、融洽的医患关系等,这些都有助于康复治疗。

（6）患者情绪。 大脑损伤患者的情绪问题是康复治疗中的另一个值得重视的问题。它包括：否认自己有病、抑郁、对治疗人员和家人的攻击对抗等消极情绪。对情绪、行为和动机问题三者的同时治疗是极为重要的。我们既要全面考虑，又要具体分析不同患者的各种情况，才能制订有针对性的，富有个性的康复计划，才能使康复治疗获得最大的效益。

（7）优势半球。左利手者有更多机会出现双侧大脑半球的优势，因此，也就有较多的能力是属于双侧大脑的功能。这类患者的功能恢复自然就有更多的潜能可供调用，康复前景自然也要好些。

（8）恢复的开始距受伤时间的长短。受伤后显示出恢复迹象越早，就越表明造成功能障碍的原因可能是由于病变的继发效应，诸如颅压等的后果。这种情况下的机能障碍是具有较强的自发恢复倾向。因此，此时如能因势利导，及时恰当地施以康复训练，通常会获得满意的康复效果。

脑卒中患者进行康复训练要注意哪些事项

只有科学、适当地训练才能获得良好的效果。因此，脑卒中患者进行康复治疗训练时要注意遵循以下原则：

（1）持之以恒。每日至少训练一次，坚持不懈，否则训练的效果不易巩固。

（2）循序渐进。运动量开始要小，逐渐提高运动的难度并加大运动量，病后数周再开始功能训练。

（3）因人而异。要根据自身病情和身体状况来选择适当的训练方式和运动量。

（4）劳逸结合。康复训练时不能急于求成，要防止心跳过快、心律紊乱及血压过高等症，还应避免屏气及过度用力。如果运动后出现肌肉紧张，说明运动量已经过大，要适当减少。

（5）注意安全。训练中应尽量减少各种不利因素，防止意外损伤的发生。

（6）根据康复训练的实施标准，逐步加强正常肢体及躯干功能的锻炼，以代偿残肢功能。

（7）预防废用综合征。科学训练，防止肩部发僵、肢体挛缩畸形等后遗症的发生。

（8）装配辅助器械。截肢者装配假肢，可以在一定程度上恢复其生活自理和工作能力。某些肢体畸形、运动异常的患者装配适当的矫型器，可以预防畸形进一步发展，补偿功能活动。对行走不便的患者，可配备手杖。

（9）其他。可适当配合针疗、按摩、理疗等治疗方法，促进其功能恢复。

脑卒中偏瘫患者进行康复训练应注意什么

进行积极、科学的训练，对脑卒中偏瘫患者的康复是行之有效的，患者和家属都应予以重视，为防止产生相反效果，在训练中应注意以下几点：

（1）树立正确的心态。在偏瘫患者进行功能训练时，必须使其明确训练的意义和作用，同时还应让患者及时看到自己在训练中取得的进步，以增强其信心。

（2）训练应循序渐进。开始时患者的活动量要小，持续的时间要短，并在训练中适当休息。待患者机体适应后，要逐步加大运动量及运动时间，并不断调整充实训练的方法和内容，但应以患者不出现头晕、心悸、气短等反应为原则，在运动中若出现任何不适，应中止训练，以防意外发生。

（3）训练应量力而行。偏瘫患者进行功能训练时，方式、方法和运动量必须根据病情、健康情况、功能恢复情况以及性别、年龄、职业、过去运动经历等个人特点而进行适当调整，不可强求一致。

（4）训练宜采用动力性训练。偏瘫患者往往有高血压和全身性血管硬化病变，也可能合并冠心病，因此在训练中应密切注意患者的心血管反应。增强肌肉的练习宜采用等张收缩（即肌肉的长度缩短而张力相对不变）为主的动力性练习，而不宜采用等长收缩（即在对人体施加一定阻力的条件下，肌肉产生张力使身体保持一定姿势，而肌肉的长度相对不变）为主的静力性练习，并避免屏气用劲。

（5）急性炎症患者忌锻炼。偏瘫患者如果患有明显的急性炎症，如发热超过 38℃、白细胞数明显升高、感冒等，或处在脏器功能代偿期，都不宜进行功能训练。

（6）训练时衣着要合身。患者不宜穿着过紧、过小的衣服进行训练，以免影响血液循环。

脑卒中面瘫患者康复训练时要注意哪些问题

脑卒中患者面部瘫痪时，常表现为口眼㖞斜、吐字含混不清，并伴有流涎等症状。以适当的面部按摩和局部强化训

练作为药物或手术的辅助疗法,可促进面部偏瘫患者的康复,锻炼时需要注意的事项如下:

（1）脑卒中面部瘫痪的治疗可能需要较长的过程,家属和患者都要有足够的耐心,持之以恒,终会带来良好的效果。

（2）面部按摩时,因面肌非常薄,按摩力度应柔软、适度、持续、稳重,每日上、下午各按摩 1 次。

（3）按摩方向应从患侧向健侧移动,而不宜来回搓动。

（4）按摩时,用温热的湿毛巾敷在患侧,可以减轻颊部痉挛。

（5）患者应注重自身功能性锻炼,如:抬眉、双眼紧闭、鼓气、张大嘴、努嘴、示齿、耸鼻等,每晚根据自身身体状况,做 3 次或 4 次以上。

脑卒中患者出现记忆障碍应怎样进行康复训练

脑卒中患者的记忆障碍,具体表现为以下两种类型:

（1）短期记忆障碍。表现为大脑对新信息的储存时间缩短,新发生的事情往往转瞬就忘记了,但对过去的旧事却记忆犹新。

（2）长期记忆障碍。这种障碍通常是在近事记忆受损的基础上形成的,先有近事遗忘的症状,慢慢发展为对旧事的记忆力也下降。

不论是何种记忆力障碍,都可以通过一定的康复治疗手段得到改善。如果患者有一定的文化程度,可以写日记,这将有助于扩展思维和增强记忆。平时,可以在房间内贴一些有关日常活动的字条,如"讲究卫生",提醒患者洗脸、刷牙、整

脑卒中的治疗与调养

理床铺等,这些将有助于唤醒患者的记忆。还可以让患者看过去的照片,激起他对这些往事的回忆。对于日常生活中需要记忆的事情,可以编成顺口溜来帮助记忆。只要患者和家属坚持训练,一定能取得较好的效果。

脑卒中患者发生语言障碍怎样进行康复训练

半数以上的脑卒中患者不会说话、说话不清楚或虽能自发说话,但往往所答非所问且听不懂别人说话的意思,这些都是由脑卒中引起的语言障碍。在患者意识清醒、病情稳定后,就应尽早开始语言康复训练,一般在病后3个月内开始训练恢复较快,1年以后再开始训练则难以恢复。

康复训练包括发音训练、短语训练、会话训练、朗读训练、复诵句子训练、文字辨识、指出物品名称、执行命令以及图片、实物配对练习等。根据下列不同的语言障碍类型,应采用不同的训练方法:

(1)运动性语言障碍。指能理解别人的话语,却不能表达自己的意思的失语患者。康复训练时,应从简单到复杂,从"不""喝""吃""渴"等单字逐步过主渡到"不行""喝水""吃饭"等单词。等到患者会说的词汇多了,再练习简单的语句,可以采用他人说上半句,患者接下半句的方式,慢慢进行到患者自己说出完整语句为止。熟练后,再进行复杂句子的练习,方法灵活多变,如看图说话、复述句子、指物说字、指字说字等。

(2)感觉性语言障碍。指患者有说话能力,但不能理解别人和自己的语意。训练时,应反复使语言与视觉结合起来,

脑卒中的治疗与调养

例如给患者盛好饭，告诉他"吃饭"；反复将手势与语言结合，如让患者"洗脸"，并用手做洗脸的动作，慢慢的使患者把语言与所要表达的意思连联系起来。

（3）混合性语言障碍。患者既有运动性失语障碍又有感觉性失语障碍，既不能理解他人的语意又没有说话的能力。对于此类患者，训练时必须采取说、视、听相结合的方法反复练习。如让患者穿毛衣，则必须既说"穿衣服"让患者听，又要指着准备好的毛衣，并做出手势示意让患者看，使患者逐渐理解、掌握这些内容。

（4）命名性语言障碍。既看到实物而叫不出名字。可采用将生活中常用的物品反复拿给患者看，并告诉其名称和用途的训练方式。训练应遵循从易到难的原则，从常见的物品如"杯子""钥匙""笔""腕"等开始，等患者能够识别、记忆后，再过渡到不常见的物品。同时，还要注意反复强化已掌握的词汇，巩固效果，避免遗忘。

（5）构音障碍。主要表现为发音不准、吐字不清，语调、语速及节奏异常以及鼻音过重等。应对患者的发音、发音器官的运动以及发音节奏等方面进行训练。而且，这类患者多会出现全身肌肉过度紧张的现象，包括咽喉语言肌肉的过度紧张，需通过呼吸训练、呼吸控制及其他松弛疗法，降低其咽喉语言肌肉的紧张度，为呼吸及发音打下基础。

语言障碍的康复训练中尤为重要的是，家属及治疗人员应对语言障碍患者有耐心，不能嘲笑、冷落患者，要鼓励患者自己多练习说话，这样做有利于脑卒中患者语言能力的恢复。

脑卒中的治疗与调养

脑卒中偏瘫患者吞咽功能受损应怎样进行康复训练

由于脑卒中造成的面瘫和吞咽障碍，使得患者无法顺利进食。而营养摄入不足，会导致抵抗力下降，加上进食中经常会出现呛咳现象，很容易引起肺部感染等并发症。而且，长期依赖鼻饲，患者容易产生无能为力的悲观心理，这些都会影响脑卒中患者的康复。所以，脑卒中偏瘫患者吞咽功能的恢复对整体病情的康复至关重要，可以采取以下几项具体措施：

（1）进行舌肌、咀嚼肌运动。在患者未出现吞咽反射的情况下，鼓励其进行伸缩舌头、闭口、上下叩齿、鼓腮等动作，每日2次或3次，每次5～10遍。如果患者舌部不能自行运动，家属可用纱布轻轻地把持患者的舌部，帮助其活动。

（2）进行颊肌、喉肌运动。患者轻张口后闭上，使双颊部充满气体，鼓起腮，再随呼气轻轻吐出。也可将患者手洗净后，让其做吮手指动作，以收缩颊部及锻炼轮匝肌，每日2次，每次5遍。

（3）对咽部进行冷刺激。使用冰冻棉签蘸少许水，轻轻刺激软腭、舌根及咽后壁，然后让患者做空吞咽动作。这种寒冷刺激，能有效地强化吞咽反射，加强吞咽力度。也可用一根弯头塑料软管，伸入患者口中让其吮吸液体，练习吞咽功能。

（4）患者初步具备吞咽能力后，家属喂食时尽量用小勺将食物送到患者的健侧舌根处，以利于患者吞咽。

（5）患者进食时，速度要慢，小口进食，确认口腔中没有残留食物后再进食第二口。

（6）逐步培养和训练患者的进食技巧。患者能够坐起时应将头部稍微前仰，保持食管的通畅，并从食用少量易于吞咽的食品开始，液体—粥—半固体食物—软食—常规饮食，如此逐步过渡，直至吞咽功能完全恢复。

只要坚持练习，即使是严重吞咽障碍，也能够在数月后消除。所以，患者和家属均应树立信心，发挥患者的主观能动性，努力锻炼。

脑卒中偏瘫患者怎样进行肢体康复的训练

脑卒中偏瘫患者在度过危险的急性期后，应尽早进行瘫痪肢体的康复治疗，这样才能够促进身体的血液循环和大脑的新陈代谢，增强代偿功能，防止肌肉萎缩和关节僵直，将后遗症减少到最低的程度。康复锻炼可以分为以下三个阶段：

（1）病床上的肢体功能锻炼。一般在患者从发病到可以坐起这二阶段进行，脑梗死患者为 1～2 周，脑出血患者为 3～4 周。一旦病情稳定，就可以开始进行康复锻炼。首先，

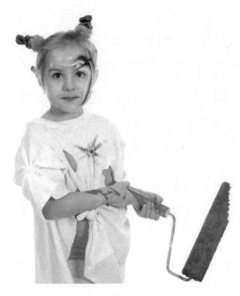

让患者学会自己将健腿放在患腿膝上，沿患侧小腿下滑到踝部；用健侧手臂拉动患侧手臂上举，利用健侧肢体帮助患侧进行活动。其次，可在病床的另一头挂上绳带，让患者用健手拉住绳带，带动躯体活动，如翻身、抬腿、举臂等，尽自己所能进行锻炼。最后，对于肢体瘫痪严重、不能自己锻

炼的患者,护理人员应帮助他们做被动运动,如肢体关节的内收、外展、旋转、屈伸等。为防止畸形,可用矫形装置将患肢固定于功能位,同时给予肌肉按摩,为下床活动打好基础。

（2）练习坐起和站立。先抬高床头,练习坐起,从 30° 开始,逐渐增大角度,延长时间,让患者过渡到双足下垂,坐于床边。起床动作要慢,否则会感头晕。然后可在专人保护下学习站立,站立时先将身体重量集中在健侧下肢,然后慢慢移向患腿,站立时间逐步延长。与此同时,也不能忽视上肢的练习。

（3）练习行走和生活自理能力。患者能够较长时间站立后,可以开始练习行走。先练习原地踏步,尽量抬高患肢,然后在两人的搀扶下,扶着椅背或拄拐练习行走。待患者已经能较好地独立行走后,再锻炼一些日常生活的能力,如上下楼梯,自行穿衣、吃饭、梳洗等,以促进瘫痪肢体功能的全面恢复。

脑卒中患者怎样进行自我用脑训练

脑卒中患者往往会在感觉、知觉、逻辑、思维等方面出现不同程度的障碍,从而对正常的生活和工作造成影响。如果得不到有效地治疗、训练,脑卒中患者的精神、智力障碍会更加严重,甚至会导致脑卒中性痴呆。

脑卒中患者应适当进行学习、阅读等自我训练,这样可以不断刺激脑细胞,使大脑各种神经细胞都得到兴奋和抑制,有助于促进脑功能的恢复。

自我用脑训练的要领是改变思维方法和方式,不断更换学习内容和方法。因为人的脑神经细胞功能迥异，不同的活动要由相应的脑细胞去调节，而丰富的工作和学习内容，会扩大兴奋脑细胞的数量，调动更多的脑细胞参与脑部活动，从而增强脑细胞的功能，锻炼脑力，达到恢复脑功能的目的。

脑卒中患者怎样进行被动运动

被动运动是指完全依靠外力来帮助患侧肢体活动的运动，常用于肩、肘、腕、手指、髋、膝关节等部位。通过进行被动运动，可促进肢体血液循环，牵伸缩短的肌腱和韧带，放松痉挛的肌肉，恢复关节的活动度。这种外力可借助他人或康复器具，也可借助自身健侧肢体来实现。

通过自身健侧肢体实现被动运动时，如果患者患侧肢体不能活动，则取仰卧位，用健手拿起患侧上肢，缓慢地伸展和屈曲肘关节、腕关节、指关节，每次被动运动5分钟，每天上、下午各1次；如果患侧的肢体已恢复活动，但运动仍不灵活时，健手可帮助患侧的肢体进行屈伸关节等活动。这种活动既有助于患侧肢体的被动运动，又可以使健侧肢体经常活动，对患者的康复十分有利。

家属帮助患者进行被动运动时，可以采取以下几种简单的运动方式：

（1）肩部运动。用一手托住患者上肢肘部，另一手将患者上臂外展，复原，再向前做上举动作，再复原（可依据患者身体状况确定动作重复次数，以下运动均同）。但在肩关节瘫痪初期，由于关节周围肌肉松弛，为了避免被动运动造成关节损伤或脱位，因此动作要轻，活动范围要小，以不超过90度为佳。

（2）前臂运动。以一手托住患者手腕，使其掌心向上，另一手托住肘关节，抬起前臂向上臂靠拢，做屈曲、伸展动作。然后伸直前臂，做前臂内旋转动作。

（3）手部运动。一手握住患者手指，另一手握在前臂远端手腕上，帮助患者做手腕屈伸运动，然后做手指屈伸运动。

（4）足部运动。将患腿抬起，保持膝关节伸直位，用一手托住患者小腿，一手握住患者脚掌，使足尖勾起，再使脚面绷直，然后做踝关节旋转运动。

（5）伸腿运动。一手托住踝部，一手握住膝部，使大腿连同小腿一起向上抬起，然后，让小腿下垂再抬起，再放下大腿，做腿部的屈伸运动。

（6）绕膝运动。以一手握膝关节，另一手握脚心，由外向内，再由内向外绕膝运动。

（7）转髋运动。一手握住踝关节，另一手扶持膝关节，把髋关节和膝关节都屈曲成 90°，使大腿向外侧旋转，然后再向内侧旋转。

不论是借助何种外力施行被动运动，都应注意以下几点：

（1）被动运动的肢体应充分放松，置于舒适的位置，被动运动的关节被予以充分支持。

（2）被动运动应缓慢而柔和，要有节律性，避免做冲击性动作，被动活动范围要逐步加大。

（3）做被动运动时应尽量不引起明显的疼痛。当关节明显黏连时，应避免用暴力强行运动。

脑卒中的治疗与调养

脑卒中患者怎样进行主动运动

主动运动是指患者在没有外力辅助情况下完成的一种运动，其目的是通过主动运动来恢复肌力、增加关节活动范围、改善肢体和肌肉的协调性。

主动运动应根据患者的肌力情况，采取不同的运动方法。总的原则是：训练动作要由简到繁；活动范围逐步扩大，由单一关节活动到整体活动；训练时间由短到长；强度由弱到强，循序渐进。应做好防护工作，以免造成关节和肌肉损伤。

不完全性瘫痪或完全性偏瘫脑卒中患者，随着病情的稳定和肌力的恢复，即使不能下床，也应积极地进行主动运动。患者可以自己进行外展肩关节，屈曲和伸展肘关节、腕关节等运动，同时也可做握拳和伸掌运动。下肢要坚持做外展和内旋的运动，屈曲下肢，以锻炼下肢的肌力和关节的功能。每次运动 10 分钟，上、下午各 1 次。

脑卒中患者一般下肢功能的恢复较上肢早，如果条件允许，应在发病后 2~3 周开始进行站立行走训练。及早开始站立行走，是防止下肢萎缩畸形，特别是防止顽固性足下垂的有效方法，也是改善全身生理功能的有效措施。练习行走时可先让患者原地踏步，再练习迈步。若患者抬脚有困难时，可在患者的脚上系一条绳子，由扶持者协助提脚迈步，逐渐过渡到患者自己扶持物体行走。行走时应平稳缓慢，培养正确的步态，纠正八字足，防止身体过于向健侧偏斜。随着病情的改善和肌力的恢复，患者最终有望实现徒步行走。

此外，脑卒中患者的患手除进行必要的伸、屈等动作外，还应进行患手推、拉和抓持物体等动作。肘关节有屈曲改变时，可用患侧上肢抱住圆柱形物体，拉伸上肢；或经常耸肩、旋转肩关节以及用患手进行拍打墙壁等动作，以便配合下肢运动，达到更好的康复效果。

脑卒中偏瘫患者床上医疗体操怎样做

床上医疗体操适用于能够做主动运动的卧床脑卒中偏瘫患者，可使患者自己进行主动的神经肌肉促进技术治疗，防止肌肉萎缩和关节畸形，逐渐扩大肢体活动范围和力量，以促进患肢功能的恢复，为早日离床活动做好必要的准备。具体动作步骤如下：

（1）手指运动。患者仰卧，双手举于胸前，手指伸直，双手指同时屈曲，然后握拳，再伸展，后伸直。也可用健手帮助患手完成。

以上动作重复2次。

（2）腕部运动。患者仰卧，双手平伸，掌心向下。双手同时扬腕，再屈曲后回原位；双手屈腕，再扬起后回原位。患手不能动作时，健手可帮助屈曲。

以上动作重复2次。

（3）肘部运动。患者仰卧，双上肢伸直，掌心向上。屈肘呈90°，再伸直。

以上动作重复2次。

（4）上肢伸展。患者仰卧，双手平放。健侧上肢向上方与身体呈90°，抬起，再放回原位。患侧上肢向上方抬起，直至与身体呈90°，再放回原位。健侧上肢向外展与身体水平

脑卒中的治疗与调养

呈90°,再放回原位。患侧上肢向外展,如上肢已有弯曲改变,可用健手外推患肢协调外展,再放回原位。

以上动作重复2次。

(5)下肢伸展。患者仰卧,下肢伸直。健侧下肢外展,然后还原,再内旋,再外展(内旋、外展,即下肢左右扭动),还原。患侧下肢外展,然后还原,再内旋,再外展,最后还原。

以上动作重复2次。

(6)屈膝蹬腿。患者仰卧,双手叉腰或双臂放在体侧。健侧下肢屈膝,足跟、足底贴于床面,然后用足向前蹬,以伸直下肢为宜,随即恢复至原位。患侧下肢屈膝,足跟、足底贴于床面,然后用足向前蹬,若因腿部力量不足,不能完成,可将柔软物,如小枕头、小被褥等放到患侧大腿底下,使下肢抬起。

以上动作重复2次。

(7)足部运动。患者仰卧,下肢伸直。双足同时背曲,然后回原位;再同时前伸,回原位。

以上动作重复2次。

做本套体操时,全部动作要舒缓、自然,切忌用力过猛。另外,应有人保护,以免患者受到意外伤害。

脑卒中偏瘫患者床边医疗体操怎样做

床边医疗体操适用于能够离床下地、做主动运动的脑卒中偏瘫患者。该套体操将治疗师常用的一些运动治疗手法融入其中,包括关节被动活动、神经肌肉促进技术、牵伸技术、按摩手法等,使患者即使在偏瘫早期没有治疗师帮助,也可通过自我锻炼得到及时的康复治疗，有效改善患肢功能。具体动作要求如下：

（1）呼吸运动。患者自然端坐，四肢放松。身体微微后倾，头略高抬，胸廓伸展，尽力吸气，然后双臂张开上举，尽力举高。双臂自然下落，身体微微前倾，双臂稍内收，两手相互环抱，直至不能再抱时，将双臂自然放在体侧，慢慢呼气，至呼尽后转为正常呼吸。

以上动作，重复 2 次。

（2）拍打运动。患者自然端坐，四肢放松。健手自上而下拍打患侧上肢，从肩部外侧向下到手，共做 8 次。上身微前屈，用健手拍打患侧下肢，从大腿根部向下到足踝部前侧，共做 8 次。此动作因幅度较大，要注意保持身体平衡，防止跌倒摔伤。

以上动作，重复 2 次。

（3）划臂运动。患者自然端坐，四肢放松。掌心向上，两臂前平举。翻掌，掌心向下，两臂伸直，先健侧后患侧向身体侧后做游泳划水动作。两臂收回至身体两侧，掌心向上，然后还原。

以上动作，重复 2 次。

（4）抬腿运动。患者自然端坐，双手叉腰或患臂放在体侧。健腿自然抬起，小腿伸直，后放回原位。患腿尽量抬高，还原。如瘫痪严重，可用健手帮助，但要注意身体平衡，防止摔倒。

以上动作，重复 2 次。

（5）摇体运动。患者自然端坐，四肢放松。双臂放在体前，手掌放在双腿上，身体前倾 15°～30°，头部保持自然挺直，不低头，然后还原坐直。右手叉腰，左侧手臂自然下垂于体侧，向左侧倾斜 15°～30°，头部保持自然挺直，不低头，再还原坐直。然后左手叉腰，右臂自然下垂于体侧，向右侧做同样的动作。

以上动作为前后、左右摇体，各重复 2 次。

（6）握拳运动。身体直立，两臂前平举，掌心向下，五指叉开。双手同时翻掌，掌心向上，再翻回，掌心向下。双手握拳，尽力紧握，再将五指尽力分开。以上动作，重复 2 次。

（7）弓步运动。用健手扶住桌面，侧立桌旁。健腿后退一步，身体微向前倾，患腿微前屈，健腿绷直用力踩地，然后还原。健腿前进一步，身体微向前倾，健腿微前屈，患腿绷直用力踩地，最后还原。

以上动作，重复 2 次。

（8）踏步运动。健手扶住桌面，侧立桌旁。先抬起健腿，然后还原。再抬起患腿，然后还原。

以上动作，重复 2 次。

做本套体操时，动作要轻柔、舒缓，切忌粗暴。另外，为防止患者受到意外伤害，家属应在旁边予以保护。

脑卒中偏瘫患者怎样做翻身的动作训练

翻身能刺激患者全身的反应和活动性，是重要的治疗性动作，可采用被动翻身和主动翻身两种方式。练习时，通常先采用被动翻身方式，让患者逐步增加感觉并掌握动作要领，待其躯干控制能力改善后，再逐渐过渡到主动翻身。

被动翻身时需注意以下几点：

（1）翻身前，要求患者用健腿勾住患腿，以协助翻身，并且尽量做到在健腿帮助下自己把患腿的位置摆正。

（2）翻身训练可在病床上进行，如有条件，也可在地板上进行，以消除患者的恐惧感。

（3）翻身时，无论是向健侧还是向患侧翻身，都应注意将患侧肩部摆放在不引起痉挛的体位。

患者掌握被动翻身要领后，可尝试进行主动翻身：

（1）翻向健侧时，患者用健手将患肢放到胸前，健脚插到患腿下面，把患腿放到健侧小腿上，慢慢向健侧翻转。在翻转及肩部时，用健脚用力蹬床，使身体随之翻转过来。

（2）翻向患侧时，将患臂移向身体外侧，患手拇指指向床头，并使健腿膝部立起。抬头，颈前屈，转上半身。同时将健脚稍向外移，然后向外侧蹬床，使身体随之翻转。

如果患者做以上两种主动翻身动作有困难，则可选主动辅助翻身，即在床的两边各固定一条带子，患者用手拉带子协助进行翻身训练。在熟练后，逐渐放开，以适应主动翻身。

脑卒中偏瘫患者怎样进行"拱桥"训练

"拱桥"训练就是进行选择性髋骨伸展运动，是早期床上体位变换训练的重要内容之一，因其姿势像"拱桥"，因而得名。具体运动方法是：

患者取仰卧位，膝关节弯屈，双足平踏在床面上，用力使臀部离开床面。

家属可用下述方法帮助患者完成该动作：一只手掌放于患侧膝关节稍上方，在向下按压膝部的同时，向足前方牵拉大腿；另一只手帮助患者臀部抬起。随着患者的进步，家属应逐渐减少帮助，同时患者应学会自己控制活动，尽量避免患侧膝关节伸展或向侧方倾倒。

拱桥训练能帮助患者增加躯干的运动量，一旦患者能熟练地完成，就可以抬起臀部使其处于舒适的位置，有助于减少压疮的发生。另外，在急性期也可用此姿势放置便盆和更换衣服。这种训练还能增加髋关节的控制能力，为以后的坐起和站立训练打下基础。因此，脑卒中偏瘫患者应适当进行拱桥训练。

脑卒中偏瘫患者怎样进行坐位平衡的训练

通过坐位平衡训练，患者可以不借助外力的扶持而自己坐直，达到增强躯干肌的控制能力和平衡感觉能力的目的。常用的坐位平衡训练有以下几种：

（1）肘顶侧方的训练。患者取直立坐位，向患侧倾斜，直至肘部接触治疗床，再回复到直立坐位；家属站在患者前方，用一只手帮助患者的健侧上肢放到患侧肩上，另一只手放在患者健侧肩上，协助其向患侧活动。患者向健侧方做肘顶侧方训练时，动作步骤同患侧，但在回复到直立坐位时，家属可轻轻握住其健侧手臂使其离开床面，令患者不能用健手支撑起躯干，从而促使患侧躯干主动活动，增强训练效果。

（2）身体重心的侧方移动训练。家属坐在患者的患侧，把一只手放在患侧腋下，另一只手放在其躯干的另侧，把患侧躯干拉向自己，让患者向患侧倾斜，使患侧躯干伸展。当躯干的活动能力明显提高时，家属可减少帮助，让患者独立完成。

（3）上肢负重支撑训练。患者取坐位，家属在其患侧，一只手在患者腋下支托和提升肩胛带，另一只手使患侧肘关节伸展，将患手平放在离身体 20 厘米左右的床面上，让患者慢慢倾向患侧，然后坐直，来回练习多次。随患者动作熟练程度的增加，使患手离躯干的距离逐渐加大，使其重心充分落在患侧的上肢。

（4）健手拾物训练。当患者躯干有了一定的控制能力，不再向患侧倾斜时，可让患者用健手从身体一侧向另一侧反复拾取和放下物体，并尽量把这一物体向身体后侧、外方放置，以增加身体坐位的平衡度。

脑卒中偏瘫患者怎样练走

当脑卒中偏瘫患者病情稳定，基本上能掌握翻身、坐起动作时，即应开始进行行走动作训练。训练步骤如下：

（1）站立训练。护理人员扶持患者两肘，使其臀部离床，双腿分开约 5 厘米，先由健腿负重，逐步转移负重于患腿。待患者站立较平稳后，使其双腿距离逐渐加大，再让两腿轮流负重，最终达到站立时两脚距离与肩同宽。当患者不需要别人扶持能独自站立时，可以在他人保护下，逐步加大动作难度，进行身体左右旋转、左右弯腰动作的训练。等到双脚站立平稳后，可做左右脚交替站立训练。站立训练每天进行 2 次或 3 次，每次 20 分钟。

练习站立时，患者身边始终要有人扶持。并且，护理人员要保证患者腿、脚姿势的正确：腿部不可外旋或内收，膝关节不可弯屈或过度伸展，足部不可内翻或过度外翻，足趾要自然伸直。因为不正确的姿势可导致误用综合征的产生，还容易使患者因跌倒而受伤。

（2）行走训练。初练行走时，患者先在原地练习轮流将双腿抬离地面，尤其是要尽量抬高患腿；患者还可扶住护理人员或栏杆练习下蹲动作，以加强患腿行走的力量，有一定

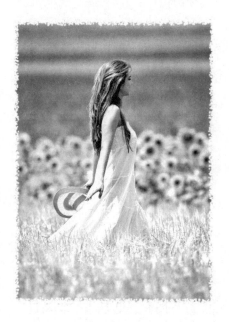

力量后，患者可在他人搀扶下练习行走。两脚一前一后站稳，将身体重心先移向后脚，再移向前脚，移动重心时身体要稳定没有晃动，然后向前迈步。扶持行走平稳后，可逐渐过渡到挂拐、扶手杖行走。扶手杖行走平稳熟练后，可进行独立行走训练。

练习时，可在地上画线让患者沿线行走，以纠正不良步态。

（3）上下楼梯的训练。患者能够熟练的在平地行走后，可先试着在坡道上行走，然后再扶着楼梯扶手进行上下楼梯的训练。训练时应遵循"上楼先迈健腿，下楼先迈患腿"的原则。上楼时，健手扶住楼梯扶手，健足踏上一级台阶，然后患足踏上与健足并齐，迈下一级台阶也应如此。下楼时，也是健手扶住楼梯扶手，患足先踏下一级台阶，然后健足踏下与患足并齐。

需要注意的是：在进行行走训练时，护理者一定要注意患者的安全。患者也要量力而行，循序渐进，方可达到安全有效康复的目的。

脑卒中的治疗与调养

脑卒中偏瘫患者怎样通过训练防止下肢痉挛

脑卒中患者的偏瘫肢体在功能恢复过程中，极易出现下肢痉挛的情况。下肢痉挛多为伸肌痉挛，表现为走路时出现画圈步态。为了预防下肢痉挛，患者可采用下述步骤进行锻炼：

（1）取仰卧位，屈曲双下肢，双手十指交叉抱住膝部稍下处。

（2）努力抬头，同时用力使双膝靠近胸部。

（3）使髋关节伸展，直到肘关节伸直、肩关节充分前伸为止。

（4）双手离开膝部，努力使双腿保持屈曲位。

重复上述动作多次。

此活动具有较大的灵活性，可依据患者身体状况情况重复多次，也可只屈曲患腿而健腿处于伸展位。如果患者经常练习，不仅可以减轻下肢伸肌的痉挛，而且可通过使肩胛骨前伸的动作而预防上肢痉挛，可谓一举两得。

脑卒中患者的日常护理和急救

脑卒中患者容易出现哪些心理问题

　　脑卒中患者通常出现的心理问题主要有：

　　（1）抑郁。抑郁是脑卒中患者存在的主要情绪障碍。由于脑卒中导致的不仅是身体结构的破坏，而且还是患者不得不受他人照顾的残疾生活的开始，所以绝大多数患者都会出现悲伤和抑郁的情绪。

　　（2）攻击行为。多数患者的态度会由否认疾病转向对自身瘫痪的愤怒，更会出现态度生硬、拒食等过激行为。伴有语言或认知障碍的患者，在无法缓解压力时会表现出急躁、气愤，甚至摔东西、打人或骂人等行为。此时的患者其实是最需要家人关心的。家属应给予患者充分的关心，讲述脑卒中患者康复的实例，鼓励其增强战胜疾病的信心。

　　（3）依赖心理。在长期的康复治疗过程中，患者会慢慢适应并接受功能障碍这一现实。如果在脑卒中前患者就有被动依赖性，则在脑卒中后会变得更加消极。由于家属对患者细致入微的照顾，机体已习惯处于被动状态，这种依赖心理会更明显。

（4）急于求成。有的患者会在早期否认功能障碍，而当进行一段时间的康复训练，肢体功能得到一定的恢复时，则又会急于求成地加强锻炼，以期身体及早恢复。这种做法极易导致患者肌张力异常增高，使肌肉出现挛缩，从而影响正常的身体康复。

造成脑卒中患者心理问题的主要原因有哪些

脑卒中患者产生心理问题，主要与以下几方面有关：

（1）病变部位。大脑是行为控制中枢，人的思想、情绪、学习、运动等功能都与其密切相关。人体的某个部位发生器质性病变或受到外伤，就会使大脑的相应部位产生障碍。

（2）患者性格特点。一些脾气暴躁、争强好胜、急性子的人在患病后，其性格特点可能会加重其病情。而性格懦弱者，在病后会变得更加脆弱，依赖感更强。

（3）家庭对患者的照顾方式。在家中，患者受到无微不至的照顾，这会使患者变得更加依赖他人，情感更趋于脆弱。患者在得不到家人的理解与关心时，就会认为自己是家中的累赘，产生自卑、自责、抑郁等情绪，甚至有自杀的念头。

（4）周围环境。患者所处的环境，如单位没有给予关心及经济上的支持，周围人群的不良态度等，都会使患者感到失落，心理上不平衡，从而引发忧虑、愤怒等不良情绪。

怎样帮助患者摆脱心理负担

心理调节与脑卒中后患者的功能恢复息息相关。脑卒中

发生后,患者通常会有以下担心:

(1)担心自己的生命不能保全。

(2)担心自己将来的生活都要依赖别人,成为一个饭来张口、衣来伸手的"废人"。

(3)担心自己无法工作,不能负担家庭的生活。

针对患者的这些心理问题,应进行有效的心理调节。首先,医护人员和家属对患者要热情。在照料患者的生活起居、关心其病痛的同时,不能流露出任何不耐烦的情绪,否则可能伤害到患者的感情。可以向其介绍其他脑卒中患者康复的实例,以此增强患者战胜疾病的信心。让患者科学的认识病情,消除对死亡的莫名恐慌,如脑出血患者经常担心血还未止住,这时可向患者解释:出血已经停止,病情已经稳定,等血块吸收后,病情就会好转,目前主要是防止再出血,因此要放下顾虑,安心休息,不要用力咳嗽和排便,避免情绪激动等。在帮助患者进行肢体康复的过程中,对其取得的每一点进步,都要加以鼓励,以形成生理康复和心理康复的良性循环。

对脑卒中患者怎样进行心理治疗

脑卒中患者由于脑神经功能受损,随之会产生不同程度的心理变化。而心理变化往往会直接影响脑卒中患者的治疗与康复,因此对患者心理治疗就显得尤为重要。心理治疗的内容主要包括以下几方面:

(1)患者首先应自我进行心理调控。脑卒中患者要保持良好的心态和稳定的情绪,科学地对待疾病,保持乐观的情绪,主动配合医生治疗,排除一切杂念,专心治病养病。另外,患者还应根据自己的病情坚持锻炼,尽量做些力所能及的事情。

(2)医护人员应重视对患者的心理治疗。首先医护人员对脑卒中患者要充满热情,细心服务,充分体谅患者的心情,多与患者进行交流,建立起患者的信任感。医护人员应及时向患者及其家属耐心说明病情,讲明主动配合治疗的意义,鼓励患者与医护人员合作,增强战胜疾病的信心。

(3)家属应密切配合。脑卒中患者由于在生活上完全或部分需要别人照顾,所以常会在心理上感到压抑和烦恼。这时家属的一言一行都可能对患者的心理上造成重大的影响。因此,家属要多与患者交流,理解患者的想法,多进行开导、劝慰和鼓励,避免做出伤害患者自尊的事。尤其是对生活不能自理的患者,在喂药、喂饭、洗澡、处理大小便、翻身时,更不能流露出不耐烦的情绪。家属的积极配合,有助于患者形成良好的心态,有利于患者的康复。

对脑卒中患者的心理治疗为什么要坚持始终如一

脑卒中患者的心理变化程度比其他疾病患者更为严重,通常会经历5个阶段:震惊期、否认期、抑郁期、对抗独立期、适应期。此外,脑卒中患者还会出现愤怒、过度期望等心理改变,从而引发抑郁、焦虑等心理问题。这些心理问题都会严重影响脑卒中患者的功能恢复。所以,对于脑卒中患者的心理治疗,必须始终贯穿于脑卒中患者的生活中。

(1)加强心理沟通,提供多方面帮助。使患者明白现有的症状经 1~3 年治疗,都会明显改善。家人应为患者创造良好的氛围,以转移患者的不良情绪。帮助患者进行功能训练,通过多种方式增强患者的信心。

（2）鼓励患者锻炼自理能力。患者常因生活无法自理而感到悲观失望,家属应根据患者的病情,及时鼓励患者进行日常自理能力的锻炼,利用各种方式互动,如看电视、读报等,与患者进行交流。鼓励患者运用现有的知觉来克服已经出现的缺损,达到功能代偿,逐步恢复交流沟通、认识、思维等重要功能,提高生存质量。

对患者心理护理应注意哪些问题

（1）鼓励患者树立信心。由于患者的恢复期较长,家属应与患者多进行交流,在了解患者真实想法的基础上,让患者意识到自身存在的意义。

（2）保持耐心。家属在照顾患者生活起居及协助其训练

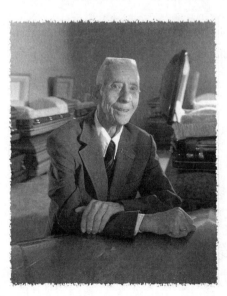

时,应保持耐心,考虑到患者的病情,合理为其安排每天的活动。平时不可使用催促性语言,更不能流露出不耐烦的情绪,否则很可能会导致难以预料的后果。

（3）提高患者的生活情趣。尽量讨论患者感兴趣的话题或共同做有趣的游戏,如可以和患者一起听音乐、打牌、看电视,也

可种花养草。如果患者无法集中精力,那么家属可以关爱地抚摸或提示他。如果患者仍旧不感兴趣,则说明患者可能感到疲劳,应让患者立即休息,不能强迫患者再进行某项活动,以免使其产生逆反心理。

（4）观察入微。在日常生活中,家属应善于观察患者的每一个细微变化,再根据变化进行生活的调理。即使患者有错,也绝不可当面进行指责。

怎样帮助脑卒中患者消除心理障碍

（1）在患者平静的时候,可以问问他哭泣的时候在想什么;当他高兴的时候,可以询问他心里难受时在想什么。掌握了这些情况后,当患者再次出现哭泣或难受时,可以有针对性地进行劝解。

（2）患者的亲属应给予患者充分的关爱,让患者感受到周围的温暖,从而消除各种抵触情绪,增强战胜疾病的信心。

（3）多与脑卒中患者在一起交流。患者通过交流,可以了解到其他患者恢复的经验,这种交流非常利于恢复患者的身心健康。

家人应常用哪些方法来抚慰患者

（1）表扬法。只要发现患者在康复训练过程中取得点滴进步,家人就应及时给予鼓励,以激励患者的积极性。

（2）举例法。每个患者都有不同的康复经验。患者经常要去医院复查,能让其亲眼见到别人是怎样恢复的,会让患者充满信心,从而缓解或消除患者的消极情绪。

（3）娱乐活动。让患者适度地参加户外健身运动或文体活动,可在一定程度上缓解患者的心理压力。

（4）制订合理的作息计划。让患者在每个时间段都感到充实,可分散其不良情绪。

（5）药物治疗。如果患者心理问题比较严重,甚至出现重度抑郁,首先应服用抗抑郁药,其次再去专门医院,请心理医生进行疏导。

家人如何帮助脑卒中患者树立康复信心

神志清醒、思维无障碍的偏瘫患者,往往会因活动能力的丧失而感到悲观失望,总是处于忧心忡忡、情绪低落的状态中。家属要帮助患者树立信心,应做到以下几点:

（1）积极治疗原发病,及时进行康复医疗。要把康复医疗惯穿于治疗疾病的过程中,使致残的程度降到最低,避免出现并发症。研究表明,采用运动疗法、作业疗法、心理指导等方法,对于改善患者的肢体功能、提高生活自理能力、消除消极心理等具有明显作用。

（2）创造温暖舒心的生活环境。有家属及亲朋好友的关心,患者会感到特别温暖,会消除孤独感。特别是处于脑卒中发展阶段的患者,很容易产生灰心丧气的心理,这时家人更应经常与之谈心,纠正其不良的心理状态,使其正视现实,积极地配合治疗。

（3）及早进行康复治疗。当患者的病情好转时,应提醒患者理智地面对病情,鼓励其早日进行康复训练,以克服废用性肌萎缩及关节挛缩和僵硬，最大限度地减低残疾的程度。当然，组织患者进行适当的文娱活动，提高生活乐趣，使瘫痪患者互相鼓励，提高其参与集体活动和回归社会的意识，都有利于消除患者的自卑心理。

家庭对脑卒中患者生活护理要做到哪几方面

脑卒中患者病情稳定后，由于残疾而导致卧床或行动不便，自理能力差，只有家属的精心护理，才能避免并发症发生。具体可参照以下几方面：

（1）生活护理。每天帮助患者洗脸、梳头、漱口、刷牙。经常洗澡，保持皮肤清洁。鼓励患者多饮水，多排尿，有助于预防尿路感染。

（2）预防肺炎和压疮。要经常为长期卧床者翻身，在翻身时轻叩患者背部以促使痰液排出，同时按摩受压部位，促进皮肤血液循环。

（3）防止便秘。保证患者饮水充足，进食富含粗纤维的食物及适量的水果。经常为患者按顺时针方向揉肚子，有助于排便。

（4）功能训炼。及时帮助患者锻炼瘫痪的肢体，如活动关节、按摩肌肉等，以防止肌肉挛缩和关节畸形。

（5）注意心理护理。鼓励患者增强康复的信心，提高训练的积极性。患者力所能及的事情应让其自己做，防止患者产生抑郁情绪和依赖心理。

对老年患者的家庭急救"四不得"是什么

当老年人突然发生急症时，家人往往会惊慌失措而出错。平时多掌握一些老年人家庭救护常识，才能忙而不乱、正确有效地救护，才能给医生抢救创造有利条件。当老年人发生急症时，家人应该切记以下"四不得"：

（1）对患者"慢不得"。因脑血栓形成的脑梗死等脑卒中，大多在夜间睡眠血流减慢时发生，有些老年脑卒中患者仅有言语不清或肢体轻瘫，且老年脑卒中患者多数意识清楚。家人因看到患者意识清醒，往往认为其病情不急，就等到天亮再送诊。事实上，正确的做法是应尽量在患者发病6小时之内送到医院救治。因为发病6小时内是治疗缺血性脑脑卒中的最宝贵时机，如超过6小时就失去了溶血栓药物治疗的机会，脑组织很可能因为缺血时间过长而发生各种脑卒中后遗症。

（2）对脑出血患者"颠不得"。脑出血的患者大多数都有心绞痛、高血压或脑血管病史，如果在突然发病搬运过程中颠簸太厉害就可能加重脑出血。所以发生脑出血的老年人应立即平卧、避免震动、就近治疗，不宜长途搬运。待病情稳定后再转院治疗，如果必须搬运应尽量保持车辆、担架平稳，保持头部不要晃动，同时还应将患者的头歪向一侧，以便使呕吐物流出，以免气道阻塞引起窒息。

（3）对哮喘患者"背不得"。患哮喘的老年人因支气管痉挛、通气量不足常有呼吸困难。如果采用背的方式运送患者，其往往会因胸腹部受压加重呼吸困难，甚至引起呼吸、心跳骤停。家人应将患者置于半卧位或坐位，为其解开衣领扣、放松裤带、及时清除口腔痰液、保持呼吸通畅,用靠背椅扶持患者以坐姿转送到医院。

（4）对心脏病患者"动不得"。患心脏病的老年人如果因劳累、情绪激动等突然出现心慌、气短、胸闷或胸部压榨样痛等症状时,应立即打电话向120急救中心求救。在医生未到之前,家人可给患者舌下含服硝酸甘油片。患者心跳呼吸骤停时,家人可采取人工呼吸、胸外心脏按压等复苏急救措施。但对患者切不要随便搬动或变换体位,以免加重心脏病变,甚至导致心跳骤停。

脑卒中患者急性期出现发热情况怎么办

哪种热不需处理

吸收热:这种现象是由于出血性脑卒中引发出血后,红细胞被分解吸收而引起的反应热,不需要特殊处理。一般在1周左右体温会逐渐下降,恢复正常。

对中枢性发热怎样处理

这种现象是由于脑卒中影响脑的体温调节中枢所致。中枢性发热可发生在脑卒中早期,也可发生在脑卒中后期。

最好采用物理降温,如给患者头部戴冰帽或用酒精搓擦等。此外也可用药物降温,如取安宫牛黄丸1丸,水溶后口服或鼻饲。

患者因肺部感染发热怎么办

进行痰培养药敏试验，选用有效的抗生素治疗；同时注意口腔护理。

泌尿系统感染发热怎么办

注意外阴部护理。如因导尿引发的感染，则需要及时更换导尿管，同时用抗炎药物静脉滴注。如合并真菌感染者，用制霉菌素抗炎，或服用大蒜素等。

脑卒中患者出现消化道出血时怎么办

在用药之前首先要考虑患者的病史，如果患者有溃疡病史，则忌用激素类药物，并密切观察病情变化，采用有效治疗方案。饮食上患者可不必禁食，可进食少而精的流食，如牛奶200毫升，可每 3 ~ 4 小时食用 1 次。因为牛奶可保护胃黏膜，稀释胃酸，并可起到补充营养的作用。

脑卒中患者出现尿潴留怎么办

脑卒中患者，尤其是昏迷者，容易引发尿潴留症状，即尿液留滞于膀胱内无法排出。对尿潴留可采用以下处理办法：

（1）热敷法。方法是用热水袋或热宝敷于患者下腹部，也可将食盐炒热用布包起（以防烫伤）敷于患者下腹部。

（2）按摩法。患者仰卧，腹部放松。先轻轻按摩耻骨联合处上部，然后依据膀胱上界位置，顺着患者的呼气节奏，由浅入深地徐徐向耻骨联合处按压，按压的深度以患者能忍受为度。当尿液开始排出时不要抬手,尿排完后再缓缓抬手。有尿路梗阻者慎用或禁用此法。

(3)针灸法。取关元(脐下 3 寸)穴、水分(脐上 1 寸)穴、三阴交(内踝高点上 3 寸、胫骨内侧后缘)穴、阴陵泉(胫骨内侧下缘凹陷处)穴,每次取 2~3 个穴位,针刺(强刺激)或艾灸。

(4)耳针法。常用耳穴为肾、膀胱、交感、外生殖器、皮质下等。采用埋耳针或王不留行籽埋压的方法。

(5)穴位封闭法。按针灸法中所取穴位,每次选两个,用新斯的明注射液,每穴注 0.5 毫升。

(6)导尿法。上述诸法如果无效,可采用留置导尿的方法。膀胱穿刺:留置导尿不成功者,采用耻骨上膀胱穿刺术。

脑卒中患者发生呃逆怎么办

呃逆,俗称打嗝儿,为脑卒中患者常见症状。它是由于膈肌及其他呼吸肌间歇痉挛收缩,空气突然被吸入呼吸道所致。由于同时伴有吸气时声门的突然关闭,因而产生特别响亮的声音。脑卒中患者出现的呃逆,往往连续不停,从而严重影响其睡眠及饮食。当脑卒中患者有呃逆症状时,处理方法如下:

(1)屏气法。深吸一口气,憋气片刻,再用力呼出。反复做数次。

(2)咀嚼法。口含砂仁 2 克,并咀嚼,吞咽唾液。

(3)针刺疗法。取巨阙(脐上 6 寸,中脘与剑突中间)、双侧内关(腕横纹上 2 寸)、双侧足三里(胫骨前内嵴外 1 横指)、中脘(脐与剑突中间)等穴位。根据患者体质和病情,采用弱刺激诱导,或中、强刺激等方法。

家人如何在早晚和进餐时做脑卒中患者的护理工作

（1）清晨护理。可促进患者血液循环和口腔清洁,使患者处于一种清洁舒适的感觉中,有利于预防并发症;同时还可以观察患者的病情进展情况,为诊断、治疗和进行更加完善的护理提供帮助。具体内容:为患者清洁口腔、脸、手、足、皮肤,梳理头发以及按摩受压部位等。

（2）晚间护理。为患者做好清洁护理工作,有利于患者入睡。在进行清晨护理操作的同时,还应为患者擦拭背部、臀部,用热水浴足,及时修剪指甲,并注意保暖。

（3）进餐护理。在帮助患者进餐前,应先帮其排尿、洗手。进餐时用被褥或枕头托住患者的腰部,使其双手放在餐桌上,协助患者进餐。餐后为患者清洗手部。如果患者不能坐着进食,可采用侧卧位。

轻度脑卒中患者在家病情突然加重时应采取哪些措施

当轻度脑卒中患者在家突然病情加重,出现头晕、眼花,或者突然晕倒,继而出现肢体瘫痪、口眼㖞斜、失语、昏迷等症状时,家属首先应保持冷静的头脑,然后立即进行科学地处理。其办法如下:

（1）简单处理。如果患者病情严重或进入昏迷状态时,应把患者轻轻地平抬到床上或担架上,头部稍稍垫高,以防止头部过度扭曲,造成脑出血或脑缺血。为患者取出假牙,及时清除口腔及鼻中的异物,以防止窒息。解开患者的衣领,保持呼吸通畅。如果发现患者舌头后坠,呼吸鼾声大,则应用手把患者的下颌托起。当患者出现抽搐时,应用小毛巾或用竹筷缠上软布塞入患者的上下齿之间,以防舌被咬伤。同时应迅速联系救护车将患者送往医院诊治。

(2)送往医院前。如果有条件可进行必要的治疗,也可测量患者的血压,观察瞳孔、呼吸或脉搏。病情危重时应做临时处理。

(3)在运送途中。应注意保护患者,可以把患者平托起来使其在车上平躺,担架要垫得尽量厚软,注意保护患者的头部,尽量减少摇摆、颠簸和震动。头部要偏向一侧,便于呕吐物从口腔中流出,以防进入气管造成窒息。呼吸困难者应及时补充氧气。

(4)就近就医。选择就近抢救,可避免长途颠簸,为患者赢得宝贵的时间。

对出血性脑卒中患者应如何护理

(1)发病后 24 ~ 48 小时内避免搬动患者,以防再次出血。

(2)在患者的床上加床栏,以防患者从床上摔落。取出患者的假牙,以防落入气管内或被患者吞入胃中。

(3)把患者的床头抬高 10° ~ 15°,头部放置冰袋或冷水袋,双足处放置温水袋。采取这种方式有利于降低颅内压,使头部静脉血回流症状得到改善。

(4)翻身时要注意保护患者头部,转头时要遵循轻、慢、稳的原则,避免猛烈急剧的动作,更不能使头部受到震动。同时要防止压疮的发生。

（5）保持患者呼吸道畅通，及时排痰，加强口腔卫生。

（6）保持室内安静，通气良好，光线不宜过强。

对急性期脑卒中偏瘫患者应怎样护理

脑卒中偏瘫患者的急性期护理对抢救患者的成功与否非常关键，主要应注意以下几点：

（1）安静休息，避免不必要的搬动。对脑卒中偏瘫患者，特别是脑出血患者，要尽量减少探视和避免不必要的检查、搬动。烦躁不安的患者要选择安静避光的房间，以减少刺激，必要时加上床栏防止坠地摔伤。

（2）及时吸氧。脑卒中偏瘫患者都伴有脑缺氧现象，临床上常采用鼻管给氧，操作时应注意观察患者鼻腔的通畅情况，及时清理鼻腔内异物。

（3）严密观察病情。观察的内容包括：患者的意识、呼吸、瞳孔、血压、脉搏、体温等。

（4）注意饮食和营养。一般在发病的 1～3 日内不能进食，因为刚发病的患者可能会出现昏迷、呕吐等症状，勉强进食可能会导致食物吸入肺内造成感染，但必须要有适量的静脉补液。3 日以后仍不能进食者，要通过鼻饲的方式保证患者的营养供给。

（5）定时变换体位。有规律地为患者变换体位，有助于防止压疮的发生。保持功能体位，可防止瘫痪、肢体畸形的发生。

（6）注意口腔卫生。帮助患者早晚刷牙，饭后漱口，防止病从口入。

（7）大小便护理。脑卒中患者经常出现排便困难，可以让患者多吃新鲜蔬菜、水果，多饮水，适当用吃缓和的泻药、按摩腹部等方式助其定时排便。对于尿失禁的患者，可以训练其建立条件反射，按时排便。对于尿潴留患者，如果采用腹部热敷或针灸没有明显效果，可以保留导尿，但要尽量缩短导尿时间，并预防尿路感染。

对脑卒中偏瘫昏迷患者应怎样护理

对于脑卒中偏瘫昏迷的患者，家属应在专业护理人员的指导下，进行下列的基础护理工作：

（1）眼部护理。脑卒中偏瘫昏迷患者的眼睛经常合不拢，眨眼反射消失，容易使异物落入眼睛而伤及角膜。同时因眼泪减少，可能发生眼角膜干燥现象。在为患者变换体位时，容易因被子或枕头碰伤眼角膜，导致角膜炎、角膜溃疡和结膜炎。对于眼睑闭不全的脑卒中患者，每日可用 1% 硼酸水或生理盐水洗眼 1 次，然后用 0.25% 或 0.5% 金霉素眼药水滴眼，并涂上金霉素眼药膏或硼酸软膏，再用纱布遮盖眼睛或带眼罩保护角膜，以预防眼病的发生和发展。对于眼睑闭合较好的患者，可以每日滴 3 次或 4 次 0.25% 氯霉素眼药水或 0.5% 金霉素眼药水。

（2）口腔护理。患者如有假牙应及时取出。注意保持口腔清洁卫生可避免多种感染，减少发生并发症的可能性。

（3）皮肤护理。保持衣物、被褥清洁干爽，定时改变患者体位，可预防压疮等皮肤病。

（4）体位。使患者保持侧卧体位，不要仰卧，避免分泌物、呕吐物进入气管而引起窒息。床头可适当抬高些。

（5）静养。脑出血及蛛网膜下隙出血的患者要保证卧床静养1个月。

对大小便失禁的脑卒中患者应如何护理

脑卒中患者常伴有大小便失禁。如果能根据患者的年龄、病情、失禁的时间制订合理有效的护理方案，则不仅有利患者的康复，也可减轻护理难度。对于神志清醒但因虚弱无力而不自主地排泄大小便的患者，护理人员应注意观察患者的大小便规律，做到有目的、有准备地护理，减少患者在床上排便的次数。对于小便失禁的患者，男性患者可接尿壶或用阴茎套将尿液引流到贮尿瓶内；要注意保持床铺干燥，避免压疮及尿布疹的发生；患者小便后应及时取下阴茎套使局部干燥，防止尿道口、包皮糜烂发炎。女性患者可用便盆接尿，每次小便后应用温水擦洗会阴部，及时更换尿布。对于大便失禁的患者，一定要及时清理更换尿垫或床单；经常清洗臀部、肛门及会阴部，以免引起皮肤感染。

对因脑卒中引起精神失常的患者应怎样护理

发生脑卒中后引起精神失常的患者较为常见。家属在护理患者时，应注意做好以下几点：

（1）心理护理。家属对患者不能歧视，要经常与患者交流，同时让患者与周围人群进行沟通，为患者的康复创造一个良好的环境。

（2）生活技能训练。鼓励患者进行生活技能的训练，并制订有规律的作息时间表，帮助患者恢复正常的生活状态。可让患者做些力所能及的家务活，也可以鼓励其参加户外健身运动，不宜整天卧床休息。

（3）感情沟通。脑卒中患者出现精神失常症状后会存在不同程度的情感淡漠、依赖性强等心理障碍，家属应帮助患者恢复其原有的人际关系，鼓励其与周围人群进行交流。

（4）患者情绪不稳定时。在患者出现情绪不稳、焦虑不安或抑郁等症状时，可在医生的指导下使其服用佳乐定、多虑平等。如果患者出现自杀倾向，应服用丙咪嗪，还须要专人看护。受幻觉、妄想支配的患者可能会出现拒食、躁动、兴奋、呼喊、不合作等症状，这时应对其进行耐心地解释及劝说，严重拒食的患者应给予鼻饲以保证其营养。有攻击性行为的要预防其伤人、自伤、碰伤、毁物，并须专人护理。

（5）预防复发。家属应做好患者的服药工作，以巩固疗效。患者的生活应保持一定的规律性。同时注意观察患者的睡眠、情感、行为及药物反应等，遇到各种应急事件时应及时就医。

对脑卒中后失眠的患者应做哪些工作

脑卒中会使患者脑部血流减少，从而影响大脑的功能并引起失眠。其次由于患者心理因素的影响，也容易出现失眠的症状。家属在帮助脑卒中患者摆脱失眠时，应注意以下几个方面：

（1）进行心理沟通。家属与患者要保持良好的沟通，消除患者对疾病的顾虑，使其感受到家人的理解与家庭的温暖，以缓解紧张的神经。

（2）养成良好的睡眠习惯。让患者的睡眠具有规律性，避免在床上看书、读报或考虑问题等，使大脑得到休息，便于入睡。也可在睡前用热水泡脚或洗澡，以利于睡眠。晚上要控制饮水，睡前排尿，不在入睡前进行剧烈运动，更不能饮咖啡或浓茶，以免影响睡眠。如果晚上睡眠不充足，也不宜在白天补睡，以防止恶性循环。

（3）注意室内环境。有时患者睡不着，可能是因为室内的温度过高或过低，家属应注意观察室内温度的变化，也可能由于床铺、衣服等方面的不舒适，影响患者入睡。家属应替其考虑周全。

（4）适当服用药物。如果上述方法都对患者无效，可按医生的指导服用安眠药，如氟安定、硝基安定或安定。对于有明显焦虑的患者，可服用多虑平。若因疼痛无法入睡，可适当服用止痛药。但应注意，以上的药物都有蓄积作用，且会由此产生药物依赖的戒断反应，不宜长期服用。

对肢体瘫痪的脑卒中患者应如何护理

由脑卒中引起的瘫痪，多数是偏瘫、单肢瘫痪甚至是两侧发作累及双侧肢体瘫痪。而患者多伴有语言障碍，并有某种程度上的智力下降。因此，当患者出现瘫痪症状时，更应加强护理，防止病情恶化。

（1）做好心理护理。瘫痪给患者带来了沉重的思想负担，家属须鼓励患者树立乐观豁达的人生态度和战胜疾病的信心。使其能与医护人员及家庭成员配合,尽早进行瘫痪肢体功能锻炼,防止关节畸形和肌肉萎缩的发生。

(2)保持肢体功能位置。瘫痪肢体的手指关节应伸展,稍屈曲,可在患者手中放一块海绵团,以达到这样的效果;肘关节应微屈;上肢肩关节稍外展,避免关节内收;经常伸髋、膝关节;为了防止足下垂,应使踝关节稍背屈;为防止下肢外旋,可在外侧部放沙袋或其他支撑物。

(3)加强瘫痪肢体的活动。包括肢体按摩、被动及坐起、站立、步行锻炼等,可防肢体挛缩、畸形。

(4)预防并发症。因瘫痪肢体的运动和感觉障碍,局部血管神经营养差,若压迫时间较长,容易发生压迫性溃疡——压疮。所以应注意经常变换体位,通常每 2 小时翻 1 次身,对被压红的部位轻轻按摩,也可用药酒按摩,以改善局部血液循环。患者宜养成定时排便的习惯,防止便秘。

(5)生活自理能力训练。当患者的瘫痪有所好转时,应鼓励患者积极主动地进行日常生活自理能力的锻炼,如脱、穿衣服,洗脸,吃饭等。

对有语言障碍的脑卒中患者应怎样护理

脑血管病患者多并发语言障碍,失语等症,并容易产生急躁或消极情绪。家属在护理时一定要有耐心,掌握好方法,应注意以下几点:

(1)鼓励患者多说话。当患者尝试着说话或成功说话后,应给予及时的表扬,激发患者说话的积极性。

（2）多与患者进行交流。家属多与患者进行交流，多说些患者感兴趣的事，有助于患者语言功能的恢复。

（3）多用具体的表示方法。当患者的说话能力较差，只能用点头或摇头的方式表示时，在与患者沟通时应采用具体的表示方法，如"张开你的嘴巴""抬抬你的脚"，让患者明白你的用意。

（4）循序渐进。在与患者进行沟通时，要有耐心，应从简单的语言入手，慢慢说，让患者有充分考虑的时间。如果老人脑卒中后失语，但还能唱歌，则应尽量鼓励老人唱歌，通过这种方式来促进语言功能的恢复。

如何帮助吞咽困难的脑卒中患者进食

老年脑卒中患者常见的并发症之一就是吞咽困难。如果患者在脑卒中早期进食困难，并得不到及时的护理，则可能因吞咽障碍发生误吸而引发吸入性肺炎，严重者可因窒息而危及生命。因此，对于伴有吞咽困难的患者来说，在脑卒中早期及时进行有效的康复护理，对增强其机体抗病能力有着重要意义。

（1）体位。进食时患者采取何种体位并没有统一规定，可根据具体情况而定。在进食前应让患者处于放松状态，使患者坐直或头部稍向前倾45°左右，以便于患者在进食时食物能由健康一侧的咽部进入食管，也可把头转向瘫痪侧90°，使健康一侧的咽部扩大，便于食物进入。

（2）食物的形态。食物的加工应照顾到老年人的饮食特点，如南方人喜欢吃米食、北方人喜欢吃面食，牛奶、蔬菜汁和果汁的搭配等。如果食物做成冻状或糊状，色香味俱全，则更利于患者食用。

（3）摄取食物的量。这里的量指的是适于吞咽的食物的量，开始应为 3～4 毫升，并逐渐增加到 1 汤匙。当患者进食后，一定要使其充分咀嚼后咽下，必要时可饮水以助吞咽（但不可用吸管饮水，以防液体误入气管），这样既有利于刺激诱发吞咽反射，又能达到去除咽部残留食物的目的。

（4）进食方法。为防止患者误咽，在进食时应提醒患者吸足气，吞咽前与吞咽时憋住气，使声带封闭喉部后再吞咽，吞咽后咳嗽一下，将肺中气体排出，以喷出残留在咽后部的食物残渣。对于咽部运动有障碍的患者，如果无法进行由口进食的方法，则可采用鼻饲法。

怎样预防脑卒中患者发生便秘

脑卒中患者易出现便秘，主要是因为腹肌、膈肌、括约肌等无力，排便机能因排便力量减低或排便反射消失而遭到破坏。当患者的排便姿势改变，如被迫采用仰卧位或侧卧位时，也会影响患者的正常排便。

（1）保持排便规律性。尽量让脑卒中患者养成定时排便的习惯，间隔时间不可太长，以防大便积聚过多和过多的水分被吸收而燥结。

（2）科学进餐。进餐宜适量，应适当多进食富含纤维素的食物，如水果、蔬菜等，使大便保持松软，以利于患者排便。

（3）按摩腹部。患者如出现轻度便秘，可对腹部进行按摩，以增加肠蠕动，促进排便。

脑卒中的治疗与调养

（4）使用外用药。如患者产生便意一刻钟以后仍无法排便，可在其肛门内塞入甘油栓、开塞露或肥皂碎块等。

（5）服用药物。如发现患者有便秘迹象，应立即使其服用轻泻剂，如酚酞，每晚两片，口服。也可口服润肠剂，如蓖麻油，每次 15 毫升，通常在服后 2～6 小时即可见效，尤其适用于脑卒中前就有便秘的患者。对于某些患者，则可用硫酸镁 10 克溶于 400 毫升水中口服，2～4 小时后可排便。

（6）润滑肠道。如果在脑卒中前大便正常，而在脑卒中后出现单纯性便秘，患者可采取睡前口服石蜡油 15 毫升的方法，起到润滑肠壁的作用，从而使大便变软，便于排出。如果患者伴有脑水肿，则可选用甘油，用量为人体体重（按千克计算）的 1%，加等量生理盐水，每日口服 1 次，服用后也能起到润滑、刺激肠壁，软化大便的作用。

（7）清洁灌肠。如果患者便秘现象超过 3 日，并且使用各种轻缓润肠剂均无效果可进行清洁灌肠。如果还无法解决，则应戴上手套，用手指从患者的肛门内挖出粪便。

怎样防止脑卒中患者生压疮

脑卒中患者常伴有肢体瘫痪，无法自己翻身改变体位，身体局部长期受到压迫，加上瘫痪肢体的皮肤营养功能下降，最容易发生压疮。压疮又叫压迫性溃疡，早期可见皮肤局部出现红肿和水泡，以后变成紫红色并开始破溃，破溃初期疮面鲜红，有渗出液，然后疮面加深，颜色变暗发黑。压疮易发生于胸背部、臀部、髋关节、足跟和外踝等受体重压迫处。对于压疮，预防最为重要，应做到以下几点：

（1）保持床铺的干燥、整洁、平整、柔软。床单、被褥要及时清理、更换。对于大小便失禁患者，不可只图方便，把尿布长期放在患者身下。有感觉障碍的患者不可使用热水袋，以防烫伤。

（2）保持患者皮肤的干燥和清洁。卧床患者每周擦身和洗澡 1～2 次，会阴部每天清洁 1 次。有大小便污物和呕吐物时，应及时清理。

（3）每 2 小时为患者翻身 1 次。翻身时切忌拖、拉、推等动作，以免损伤皮肤。更换体位后要仔细观察患者受压部位是否有发生压疮的迹象。

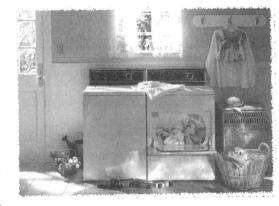

（4）在压疮的易发部位加用软垫、气圈、海绵垫等。

（5）饮食中加强营养，保证摄入充足的蛋白质和维生素 C，以增加患者皮肤的抵抗力，改善机体功能。另外，由于患者卧床时间长，皮肤受压散热差，宜食用清热、解毒、活血类的食物。冬天可适当饮食滋补汤，但要忌大热之物。

（6）定期按摩，尤其是易发压疮的骨突部位，以促进局部血液循环，预防压疮的发生。总之，有效预防压疮最为关键的就是要做到勤翻身。翻身时注意检查皮肤、衣服、被单是否平整、干燥。受压皮肤发红时，要用手掌揉擦，促进皮肤的血液循环。应做到及时发现病情，及时治疗。

偏瘫患者怎样选择卧姿

脑卒中偏瘫患者宜采取的卧床姿势主要有以下三种：

（1）仰卧。仰卧是急性期患者普遍采取的体位，不过这种体位也最容易引起痉挛。所以让患者处于仰卧位的时间不宜过长，或仅作为体位变换时的过度体位。如果因病情需要必须采取仰卧位，则应把患者的患侧肩部用枕头垫到合适的高度，使肩部略向前伸。同时要把患侧上肢放在体旁的枕头上，使肘关节与腕关节伸展，使患侧上肢稍稍抬高。髋部也需要垫一个合适的枕头，以防止骨盆向后倾、两腿外旋。可用一个软枕放于患侧膝下，使膝关节略屈曲，以避免下肢伸肌痉挛。同时应避免被褥压在脚背上，造成足下垂。

（2）健侧卧位。健侧卧位有益于患侧肢体。保持健侧卧位时，在患者的胸前放一个枕头，并使患肩向前，把患侧上肢放在枕头上，肘伸展，手掌面对着床。患腿下也要放一枕头，使髋部处于内旋屈曲位，膝和踝放在自然位置上，健侧下肢呈伸展，髋微屈膝位平放在床上。头部要舒服地枕在合适的枕头上。这样的卧位可使躯干向健侧伸展，抑制紧张性膝反射，从而有利于患侧的康复。

（3）患侧卧位。患侧卧位时，头部要枕在枕头上，使颈部微屈而不要伸展，肩部要尽量前伸，肘腕伸直，手掌面朝上。健腿可放在患腿前面，下面放一个枕头，呈屈髋屈膝位，患侧下肢保持髋关节伸展，膝关节微屈。这种体位可以使患侧整个伸长，可在一定程度上抑制痉挛的发生。偏瘫患者的体位需要用不同形状和大小的"枕头"做辅助。理想的枕头应稍大，用羽绒或类似物填充，质地柔软，形状与所支持身体的部位相适应。

怎样协助脑卒中患者起卧

协助脑卒中患者起卧,可以分以下几种情况进行:

(1)从卧床到坐起。让患者从平卧转至患侧卧,健手放在身前按着床边起身,双足垂到床边,家人可在一旁辅助进行。患者把头抬高,用健手支撑起身体,坐在床边,必要时家属可扶起患者的肩部和臀部协助患者坐起来,并站在患者的面前防止患者跌倒。当患者采取健侧卧时,坐起仍要用健手支起身体,其他步骤相似。

(2)由坐起到卧床。如果患者要侧卧时,可先把患手放在大腿上,交叠足踝。把健康手横过身体按在床上,慢慢地放下身体,家人在必要时应扶着患者肩部和臀部,帮助其躺下。当患者上身倒下时,屈膝并抬起双脚,家人也可协助其完成。如果采取健侧卧,健手应放在身旁,其他步骤相似。

(3)由床挪向转椅时。可把转椅锁紧,放在患者患侧的一边,与患者约呈 45°角。患者坐在床边,双足着地,相距约6厘米,双手放在双膝后,交叠放在身前。家人站在患者身前,双膝挟着患者的双膝,双手从患者的腋下穿过,托着患者的肩胛骨。过转椅时,家人协助患者把身体向前弯,然后站起,将患者背部向着转椅。转椅位置正确时,可将患者缓缓放下,在放下时,患者的身体应前弯。由转椅到床上时方法相似,应使患侧先着床。

如何帮助脑卒中患者清洁口腔

脑卒中患者由于长期卧床,体质虚弱,此时患者口腔中的细菌比正常人多,口腔内的条件致病菌携带率也较高,易诱发各种疾病。为了防止各种并发症,如呼吸道感染、腮腺炎、口腔炎等,做好患者口腔的护理工作显得尤为重要。

口腔清洁办法:每天早晚分别进行 1 次口腔清洁。可用棉签蘸冷开水、生理盐水、3%双氧水或复方硼酸溶液来进行口腔清洁。注意口腔内瘫痪侧颊部黏膜的清洁,以防食物残渣留于瘫痪侧而引发口腔感染。

口腔黏膜有破溃时,可用龙胆紫涂抹。口唇干裂可涂润唇油。有假牙的患者在睡前应取下义齿,放入凉开水中;饮食后也应把义齿取出刷洗。对于卧床的患者,应注意漱口,尤其是在饮用牛奶或饮料后。漱口有困难的患者,可采取饭后饮水的方式代替漱口。在漱口或刷牙后一定要饮一至两口温开水,以冲洗咽喉部,减少细菌的数量。对于吞咽困难、留置鼻饲管的患者,更应注意口腔卫生,每天应至少进行两次口腔清洁。

脑卒中患者怎样穿脱衣物

1. 穿脱内衣

(1)把内衣袖套进患手。

(2)健手随即套入另一袖内。

(3)向前弯腰并把头垂下,用健手把领口撑开。

(4)把衣服拉下并整理好。

(5)弯腰,健手从背后把衣服拉过头部,脱衣时头垂下并向前弯腰。

2.穿衬衫

(1)把衬衫袖套进患手并拉至手肘部位。

(2)健手拉着衣领,沿肩膀把衬衫拉至健侧。

(3)健手随即套进另一袖内。

(4)系好纽扣。

3.脱衬衫

(1)把健手从衬衫袖中脱出。

(2)也可用健手从背后把衣服拉过头部,脱衬衫时头垂下并向前。应当提醒的是:不少脑卒中患者感到单手扣钮扣有一定难度,家人可以把纽扣改为魔术带,或利用纽扣辅助器。

4.穿长裤

(1)将患脚交搭在健腿上,把裤管套进患腿。

(2)把裤管拉高直至露出脚掌。

(3)健脚穿进另一裤管,将裤头尽量拉高至大腿。

(4)弯腰向前站起。

(5)把裤子拉过臀部,然后坐下,拉上裤链。

(6)体质较差无法站起的患者可以躺下,抬起臀部,把裤子拉好。应当提醒的是:站起时要提着裤头,以免裤子下滑。如果患者拉拉链有困难,则可改用魔术带。

5.穿袜

(1)将患腿交搭在健腿上穿。

(2)也可以把患腿放在矮椅上穿。

6.穿鞋

(1)将患腿交搭在健腿上穿。

（2）也可以用鞋拔协助完成。

怎样帮助脑卒中患者洗澡

脑卒中瘫痪患者经常洗澡，有利于保持皮肤清洁，预防皮肤感染和压疮的发生。在帮助脑卒中患者洗澡时，可参考以下方法：

卧床的脑卒中患者主要采取擦澡，先用温毛巾擦，然后用蘸香皂水的毛巾擦，再用湿毛巾进行清洁，最后用柔软的的干毛巾擦干水分即可。

对于可以进行洗浴的脑卒中患者，在洗浴时应按步骤进行。可先为患者擦洗脸部及上肢，再洗胸腹及背部，当水、毛巾换过后，再为患者擦洗会阴部，最后擦洗患者的下肢。在患者洗浴时应注意及时调整水温，水温以保持在 22～24℃为宜。洗浴时，应做到边脱、边擦洗、边穿衣，以防患者感冒着凉。

在为患者更换衣服时，动作应轻柔敏捷。先为患者脱下健康侧衣服，在健侧立即换上干净衣服，再把脏衣服和干净衣服都放在患者的体下，帮助患者向健侧翻身，并把衣服拉出来脱下，再把干净衣服拉出来帮患者穿上。注意在更换患侧衣服时，要保护好患者的肩关节，防止脱臼。偏瘫患者的衣服应肥大宽松，穿脱方便，最好是用拉链或尼龙搭扣，以便于更换。

如果患者的病情暂时无法进行洗浴，可用温水帮助其擦洗。对于无法移动的部位，可用热毛巾敷一敷，切不可强行搬动，平时容易脏的颈部、腋下、臀部、脚等部位，应经常擦洗，以保持清洁。

患者洗澡后进行休息时，要注意调整室温，为患者盖上轻软的被子，不要放置热水袋以防有感觉障碍的患者被烫伤。夏天患者上身可不穿衣物，但必须搭盖厚毛巾被，并要避免肩部着凉。

对生压疮的患者为什么不可随意涂药

对于皮肤发红或由破损感染引起的大面积压疮患者，忌用紫药水或易结痂的药膏，以免造成菌毒被封在硬痂中向里攻窜，加重病情。可使用中药水雾剂，黄芪、黄柏、苦参等纯中药配成的药剂，可起清热解毒、活血除湿的作用，没有不良反应。皮肤发红、压疮初发时，可外喷；皮肤破损严重时，可用药水浸湿纱布外敷，以及时清除硬痂或腐烂组织。对于已经由炎症引发高热的患者，可采取滴注抗生素的方法。此外，在治疗压疮时应避免使用红外线等热疗法烘干疮面，否则会使压疮因升温而恶化。

怎样做才能防止长期卧床患者发生并发症

脑卒中患者长期卧床，易患的主要合并症有：呼吸道和泌尿系统感染、压疮、静脉血栓炎和继发性功能损害。患者家属应注意通过家庭护理来预防功能损害。

（1）预防足下垂。足下垂，也称为垂足畸形，下肢瘫痪者极易形成。家属应重视患者的足部护理，如使用足板托、枕头等，使足与腿成直角，保持背屈位，以预防跟踝挛缩。冬季在注意保暖的同时，应考虑到棉被对足部的压迫，可用支架或干净的硬纸盒支撑被子，避免被褥压迫患者足背。此外，还应注意及时指导和帮助患者锻炼踝关节，避免肌肉萎缩和关节僵直。

（2）膝关节畸形的预防。膝关节下放垫子，可防止膝肿胀和关节过度伸展（膝反张），时间不可过长。每日进行数次去垫平卧，可有效防止膝关节屈曲挛缩。

（3）肩、髋部关节畸形的预防平卧。肩关节下方放垫子，以防止肩关节脱位；腿、臀外侧放毛巾卷，以防止髋关节外展、外旋。避免把床铺垫得太软，使臀部长期凹陷，处于屈曲位而发生屈髋畸形，当患者可以离床站立时，就会因髋关节的屈曲而无法站立。① 偏瘫患者健侧卧：患侧上肢内收于胸，肘下放置垫子；患侧下肢屈曲，脚下放置垫子；背后放置枕头，以防止躯干痉挛。② 偏瘫患者患侧卧：患侧上肢处于伸展位，健侧上肢屈曲于胸，患侧下肢屈曲，足下放置垫子。③ 半坐位：双臂离开躯干、微屈，肘部下放置垫子，以防止肩关节内收畸形。

脑卒中患者在夏季容易出现哪些情感障碍

由于夏季天气炎热，约 10% 的人会出现情绪、心境和行为的异常。脑卒中患者更应注意避免由此引发的情感障碍。通常脑卒中患者在夏季可能出现的情感障碍有：

（1）情绪烦躁、易激动，好发脾气，常因琐事与他人争吵。患者自我感觉烦热，头脑不清，无法冷静思考问题。

（2）情绪低落，对周围的事物漠不关心。患者情绪在早晨较好,但到了下午和晚上就会恶化。

（3）患者有时会出现一些古怪的行为,比如重复做某件事,并要求别人也一起做。如果遭到拒绝,则会大发雷霆,甚至不吃饭、不睡觉。脑卒中患者发生情感障碍的主要原因是由于气温较高、出汗多、睡眠不足及饮食不当而引起的大脑神经系统紊乱。尤其是在温度超过30℃、日照时间过长时,脑卒中患者的情感障碍更加明显。因此,在夏季,脑卒中患者应注意休息,及时补充睡眠,避免剧烈运动,科学地补充水分。

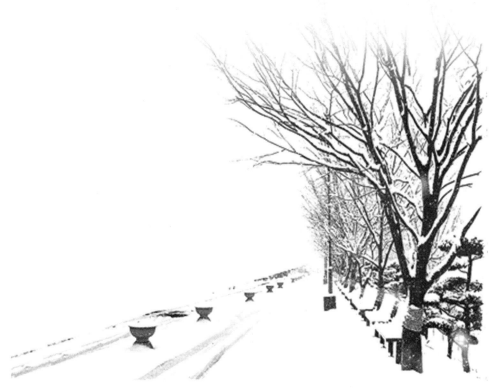

脑卒中的治疗与调养

脑卒中患者日常生活中的自我调理

脑卒中患者日常生活中应养成哪些习惯

脑卒中患者在日常生活中，除按照作息时间表有规律地生活外，还应注意以下几个方面：

1. 应长期坚持的习惯

（1）早晨起床用温水洗漱后，饮 1 杯白开水，可起到冲洗胃肠，降低血液黏稠度，促进血液循环的作用。

（2）适当晨练：可根据个人具体情况加以选择，如室内活动及室外散步等。

（3）按时睡觉：坚持午睡，即使睡不着，也可以闭目养神，以调节大脑功能。晚上临睡前可进行些有利于睡眠的活动，如温水泡脚、按摩双足等。

2. 不急不躁。经常进行自我安慰，做不到的事情不要强求。

3. 戒除不良嗜好。吸烟、饮酒、喝咖啡等习惯都要坚决戒除，更不能长时间打麻将。

4. 合理补充矿物质。限制钠盐的摄入，每日食盐摄入量不易超过 6 克。增加钾的摄入，可降低血压，预防脑卒中。适当补充钙质，防止因缺钙引起小动脉痉挛，从而引发血压升高。镁和钙的作用相似，可从粗粮、坚果、海藻等食物中适当摄入。

为什么说帮助患者制定作息时间表非常必要

（1）作息时间表对患者来说十分重要，因为它可以使患者每天有规律地生活，让患者在每一段时间都觉得充实，从而体验到生活的意义与乐趣。

（2）作息时间表还可起到提醒的作用。把患者每个月必须进行的检查、医生随访及朋友拜访等事项都列在其中，避免发生遗漏。同时可以制订出切实可行的康复计划。

（3）患者可根据每周的计划进行小结，感觉近期是否还符合自己的进展情况，下一步需要在哪方面进行改动，以便使康复与治疗更加科学、合理。

（4）当患者出现疼痛或过分疲劳时，作息表还可成为医生发现患者病因的资料，帮助医生作出准确的诊断，从而为患者提供更多的帮助。

脑卒中患者怎样安排作息时间才更合理

由于患者所处的环境、饮食习惯等各不相同，因此作息表在原则上应因人而异，同时还要有针对性地不断调整，使之更加完善。以下的作息时间表可供参考：

上午：

8：00 起床，测血压、心率、体温，洗漱，吃饭，在饭前或饭后服药。

9：00 运动 30 分钟,可以看书、读报、听广播等。

10：00 进行适量的户外运动,也可与其他患者交流康复经验。

11：00 看电视或听广播,与家人聊天,也可用电话与亲友沟通。

11：30 吃午饭,服药,午睡。

下午:

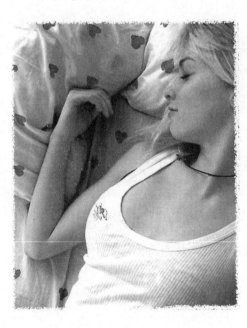

14：00 运动 30 分钟,可以看报、听广播或看电视。

15：00 与他人进行语言沟通,读书。

16：00 户外运动 30 分钟。

17：00 进行室内简单运动,如打扫卫生、整理房间。

18：00 吃晚餐,服药。

19：00 运动 30 分钟。

20：00 洗澡。

21：00 上床睡觉。

脑卒中患者醒来后为什么不能急于起床

脑卒中患者早晨醒后,不宜急于起床。这是因为老年人机体逐渐衰退,血管壁硬化,弹性减弱。当身体由卧位变成站位,由静态变成动态时,血液的动力就产生了突变,而此时患者的生理功能无法进行良好的调节,就会造成血压急剧起伏,以至老化的血管破裂,血液外溢。此外,早晨起床后,血液中血小板数量比睡觉时增加,血液的凝固作用亢进,这增加了脑血栓发生的可能。所以,脑卒中患者醒来后,不宜立即起床,应在床上稍躺片刻,再缓慢起床,再免因血压骤升而发生不测。

脑卒中患者过量饮酒有什么害处

研究表明,大量或中量饮酒者发生出血性脑卒中,尤其是蛛网膜下隙出血的可能性比不饮酒者高 2～3 倍。在不同年龄段的人群中,饮酒的量与脑出血呈正比,即饮酒量越大,发生脑出血的可能性就越大,并且饮酒者发生脑出血的概率随着饮酒量的增加而增大。这主要是因为大量饮酒会导致血压升高和凝血障碍,从而诱发脑卒中。缺血性脑卒中的发病概率也会随着饮酒量的增加而增加。其主要原因是:过量饮酒可诱发心律不齐和心脏壁运动异常,导致脑栓塞;还可激活凝血系统,刺激血管平滑肌收缩或使脑代谢发生改变而使脑部血流量减少。不过,少量饮酒有益于降血脂,这是因为饮酒可引起高密度脂蛋白胆固醇(好胆固醇)的升高。此外,少量饮酒还具有把周围组织细胞的胆固醇转运到肝脏分解和代谢的功效,有助于预防动脉粥样硬化。

脑卒中患者为什么必须戒烟

吸烟可以引起多种疾病。研究表明,吸烟可成为独立诱发脑卒中的危险因素,其危险性随吸烟量的增加而增大,其具体原因如下：

（1）血黏度升高。吸烟会引起红细胞压积升高，全血黏度包括高、低切变率及还原黏度均有明显提升，红细胞变形能力降低，聚集性增强。长期吸烟还会引起慢性一氧化碳中毒。由于一氧化碳对血红蛋白亲和力远高于氧，从而导致缺氧，它还可促进红细胞的生成，使红细胞压积升高。

（2）血管痉挛。香烟中含有大量尼古丁，尼古丁进入体内会使肾上腺释放肾上腺素和去甲肾上腺素，引起血管收缩或痉挛，血流阻力增大，造成血管壁的损伤。同时释放的肾上腺素可促使血小板聚集，血小板也易黏附在有损伤的动脉壁上，血小板的释放和聚集，使血管收缩，阻力增大，血黏度进一步升高。研究表明，吸烟会引起血黏度明显升高及血管壁损害，而缺血性脑卒中属多病因的非特异性疾病，普遍会出现血黏度增高。吸烟促发脑卒中的病理过程是：随着吸烟时间的推移，吸烟量的不断增加，血黏度升高并逐渐达到一定阈值，这使机体处于危险中，自动调节能力下降，从而易引发脑卒中，所以脑卒中患者切忌吸烟。

脑卒中患者春季怎样自我调养

（1）戒躁戒怒。由于春季易使人阳气上亢，患者应注意调节情绪，防止病情加重或复发。

（2）适当运动。在风和日丽的天气，可鼓励患者进行户外运动，以利于后遗症的康复。

（3）注意保暖。天气渐渐转暖，患者在进行运动的同时，要注意天气变化，防止受寒，因为受寒可导致脑卒中加重或复发。

（4）忌进行剧烈运动。患者应避免进行高强度运动，运动量可逐渐增加。如果在锻炼时出汗，则应及时擦去，以免在出汗时受风。

（5）忌食过多补品。脑卒中患者忌在春季进食过多补药或补品，多吃新鲜蔬菜，少吃寒冷油腻的食物，以防对脾胃造成损伤。

脑卒中患者夏季怎样自我调养

（1）由于天气炎热，患者常会出现一些情绪障碍。家属应指导患者坚持锻炼患侧肢体及整个身体。

（2）天气过热要注意降温，要防止室内外温差过大。虽然夜间室外较凉爽，但也不可让患者纳凉的时间过长，以防受风、湿之邪侵袭，使脑卒中复发。

（3）夏季，患者在运动时一定要适度，以防中暑，最好选择在清晨或傍晚天气较凉爽的时候进行运动。运动后要及时擦汗，补充适量的温盐开水，忌大量饮用凉开水。运动后可以进行热水浴，但不可冲凉，以免影响肢体的恢复。

（4）脑卒中患者饮食宜清淡、少油腻，这样利于患者的消化吸收。不易多吃苦寒类药物，以免损伤人体阳气。可适当食用西瓜、绿豆汤补充水分。

脑卒中患者秋季怎样自我调养

（1）秋季天气由热转凉，有时会影响到人的心情，尤其是脑卒中患者,因自身活动不便,更易感到忧郁或沮丧。家属应多带患者到户外观赏景色,消除患者的消极心理,使其保持一种稳定的情绪。

(2)秋季是脑卒中发病率较高的季节,而发病的时间多在长时间睡眠的后期。所以,脑卒中患者应适当早起,从而可以有效的预防脑卒中复发。

(3)在秋季运动和锻炼,最适宜于肢体的恢复,因此应鼓励患者多运动,运动量可适当增加,但不要过度。

(4)秋季气候偏干,脑卒中患者易出现皮肤干裂、便秘等现象,所以在饮食上可适当增加些滋阴润肺的食物,如蜂蜜、芝麻等。对于老年脑卒中患者,还可增加些护肝益脾的食物,避免食用寒凉类食物。

脑卒中患者冬季怎样自我调养

(1)冬季室外寒冷,脑卒中患者可多进行室内运动,如练习书法、绘画等,用各种文娱活动丰富生活。与此同时,患者还应增加与他人沟通和交流的机会,这有提高语言能力的效果。

(2)在睡眠方面,可以适当地早睡晚起,稍微延长睡眠时间,以保证精力的充沛。

(3)冬天阳光较好的时候,可以鼓励患者积极进行户外锻炼。但要做好保暖工作,防止受冻和感冒。运动后要及时更换衣服,不要让患者因穿汗湿的衣服而受风。

(4)饮食上应以蔬菜为主,可适量进食瘦肉、甲鱼。忌食燥热食品,以防止体内阳气上亢,再次引发脑卒中。同时要合理摄入蔬菜。

脑卒中偏瘫患者怎样防止肩痛的发生

脑卒中偏瘫患者特有的肩关节疼痛被称为偏瘫性肩痛。偏瘫性肩痛的疼痛程度差别很大，有的患者是在肩关节活动超过一定幅度时出现疼痛，有的患者则表现为肩关节一被碰触就会剧烈疼痛。导致偏瘫性肩痛的常见原因有以下几点：

（1）脑卒中急性期，患侧上肢松弛，肩部的关节和韧带不能承受上肢的重量，很容易导致肩关节半脱位，产生疼痛。

（2）由于患侧手臂不能活动，肩关节处的血液循环不良，使关节黏连，当患者活动患臂时，就产生了疼痛。

（3）在搬动患者或进行康复锻炼时，如果活动幅度过大，引起关节和肌肉损伤，也会产生疼痛。偏瘫性肩痛对患者上肢功能的恢复有很大的影响，所以应重视早期预防。首先，患者卧位时，要保持正确的体位，特别是在侧卧时要防止患侧肢体受压；坐位时，患侧上肢要放在面前的桌子上或椅子扶手上；立位时，要用吊带将肩部托起，但应注意不要长期使用肩吊带，以防因肩关节活动受限而产生肩痛。其次，早期应进行肩关节被动活动，有助于防止关节黏连。但在帮助患者活动时要用一只手护住肩部，另一只手活动肩关节，幅度从小到大，防止幅度过大造成肩关节损伤或脱位。另外，若辅助以针灸、按摩和理疗等手段，将会更加有效地预防偏瘫性肩痛。

脑卒中偏瘫患者为什么要注意坐姿

当病情稳定后，患者常常主动要求坐起来，但如果不注意方式、方法，由平卧突然坐起，很容易导致体位性低血压，严重者甚至会引发昏厥，危害患者的健康。所以，在改变体位，转换至坐姿前，患者应先进行一些适应性训练，即在他人帮助下逐渐抬起头部和上身，习惯后逐步增加高度，直至髋关节屈曲接近 90°，达到坐姿角度。需要注意的是：在患者达到坐位平衡前，应在其背后放置叠起来的被褥、枕头等，使躯干保持直立，脊柱伸展，最好在其身体两侧放些保护性物品以防患者歪倒。如果靠坐时有伸膝疼痛症状，可在膝下加垫，使膝关节略弯曲以减轻疼痛。正确的坐姿，是偏瘫患者控制身体平衡的第一步，患者和家属都应给予足够的重视，为下一步的康复治疗打好基础。

为什么说脑卒中偏瘫患者不可一味静养

脑卒中偏瘫患者发病后，家人往往给予周到的照料，甚至于不让患者参与生活自理活动。其实，患者一味静养，不但会影响偏瘫肢体运动功能的恢复，而且还很可能导致"废用综合征"的出现，发

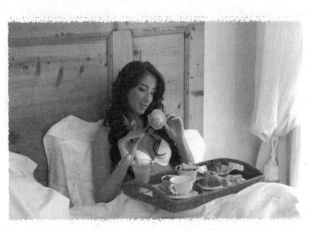

生瘫肢关节僵硬、肌肉萎缩等。现代康复医学认为,脑卒中偏瘫肢体运动功能的康复,有赖于大脑高级神经中枢与肢体之间神经通道的畅通。而这种通道的畅通,只有在对肢体不断进行有效的刺激下才能实现。因此,脑卒中患者在病情稳定后,不宜长时间静养,应及早进行康复运动训练,慢慢恢复洗脸、刷牙、穿衣、进食、上厕所等日常生活的自理能力。这样做不但可明显改善生活质量,还能降低致残率,避免废用综合征的产生。

脑卒中患者能否过性生活

性生活是人类正常生活的一部分。现在人们已经认识到性生活在家庭生活中的重要性。而随着脑卒中的日趋年轻化,脑卒中患者的性生活问题也突显出来。资料表明,绝大多数脑卒中患者会出现性欲减退或对性生活恐惧的情况,女性尤其明显。有一部分患者虽然有性生活的需求,但又担心会使病情加重或复发。国外研究称,脑卒中患者性欲减退,主要是由心理因素所致。此外,肢体偏瘫或体力下降也是影响性生活的重要原因。研究表明,人们在进行性生活时,体位的改变或被动的动作,不会导致心率和血压的变化。因此,脑卒中患者在有性欲望时,不必产生恐惧心理,可以采取适当的体位进行性生活。对于性欲减退的患者,应与配偶共同找出问题所在,如有必要也可找专家进行咨询,以达到双方在性生活上的协调一致。尤其是年轻的脑卒中患者,更应解除不必要的心理负担。而对于老年人而言,性交已不是性生活的主要表现形式了。患者可采取拥抱、抚摸、叙谈、倾听等方式。其实,这种性情感的交流在老年人中往往是主要的形式,这类活动并不随年龄的增长而消退。相关研究表明,老年人的性生活不仅可以避免废用性萎缩,而且有利于延缓大脑老化。因此,脑卒中患者无论是男方还是女方,配偶都应与其共同关心这一问题,使家庭生活更加美满。

脑卒中患者夫妻间什么样的性生活更为合适

研究发现,近60%的患者在脑卒中后并没有丧失性欲,但大多会因为其配偶担心性生活会使患者的病情复发,从而减少性生活。此外,脑卒中前的其他因素也会对性功能造成一定的影响,如慢性疾病、应用抑制性兴奋的药物、性冷淡,以及对性与衰老过程的一些错误观点。一般情况下,中风后遗症会给患者带来影响,即使是轻度或中度的神经损害,也会使性活动受到严重抑制。资料表明,中风后大脑右侧半球(优势半球)受累会比左侧半球受累更易出现性欲降低的症状。中风可以引起多种临床症状,如半身不遂、感觉迟钝、失明、头晕、言语困难和发音不清等。同时,失去对括约肌的控制也会引发一系列性问题。虽然神经损害可直接带来如阳痿、不能射精、性高潮缺乏等性问题,但这种情况并不多见。

其实更多的性问题是由行动不便及情绪因素引起的。中风患者在醒来后,常常会得抑郁症,感到无力克服中风后遗症,这种心态也会影响到性生活。有的中风患者仍希望过性生活。如果其配偶较为健康,并且对其十分关心,则其性功能很可能达到比较满意的程度。而有一些中风患者对性不感兴趣,这也是正常现象。对于出血性中风患者,高度的兴奋可能会引起血压升高，从而引起继续出血，这些患者恢复性生活是有高度危险的。因此，出血性中风患者最好避免直接性交，当然，配偶的关心与照料，轻微的亲昵与爱抚（边缘性性行为）无疑会增进夫妻感情，有助于患者克服抑郁心理，增强自信心，提高病后的生活质量。

脑卒中的治疗与调养

脑卒中的预防

脑卒中能否预防

　　脑卒中具有高死亡率和高致残率的特性，一旦患病，往往给个人、家庭、社会带来沉重的负担。那么，脑卒中能否预防呢？答案是肯定的。从脑卒中的发病特点和病理基础来看，虽然脑卒中的发病方式呈急性、突发性，但其有一个缓慢的病理演变过程。只要饮食合理，注意控制高血压、降低高血脂，多参加有利于身体健康的活动，加强对相关疾病的防治、控制和去除诱发病理演变突然升级的危险因素，就可以预防脑卒中、延缓或阻止脑卒中病情发展，将脑卒中的发病率降低到最低限度。

定期体检为什么可预防脑卒中

　　预防脑卒中所进行的常规体检项目主要有血压、心电图、眼底检查、血脂、血糖、血常规、尿常规、血液流变学检测等，特殊检测项目包括脑血流图、超声多普勒、甲皱微循环检测等。人们可通过定期体检及早发现身体潜伏的脑卒中诱因，并及时采取相应的预防和治疗措施，防止脑卒中的发生。对于年龄在 40 岁以上的人群，特别是有高血压、高脂血、糖尿病、动脉粥样硬化或脑卒中家族遗传史的人，更应定期进行体检，以便及早发现、治疗。

预防脑卒中平时要从哪些方面做起

当前的医疗水平，虽然在治疗脑卒中方面已有所进展，但尚未将其完全攻克。因此预防脑卒中就尤为关键，宜遵循以下原则：

（1）防治原发疾病。有效地防治原发疾病，是预防脑卒中发生的关键。高血压是诱发脑卒中的高危因素，不论是收缩压还是舒张压升高，都存在诱发脑卒中的危险。其他的原发疾病包括各种类型的心脏病、高脂血症、糖尿病等，均可诱发脑卒中。对这些病症应予以重视，要做到定期检查、坚持治疗、预防复发。

（2）保持轻松、愉快的心情。好心情可以使血压平稳，能避免因激动、焦虑诱发高血压等原发疾病的危险，从而降低引发脑卒中的概率。

（3）健康饮食。饮食宜清淡低盐，多吃新鲜果蔬及海带、紫菜，摄入足够的食物纤维及润肠食物，适量补充优质蛋白质，少食肥肉及动物内脏等高胆固醇食物。

（4）戒烟忌酒。吸烟酗酒会损伤心脏机能，增加血黏度，增高血脂，促使血压升高，极易诱发脑卒中。

（5）防治便秘。便秘者用力憋气排便，容易使腹压增高，导致血压突然上升，诱发脑卒中。所以平时应保持大便通畅，防止便秘。

（6）适度锻炼。坚持体育锻炼和体力活动,能促进胆固醇分解从而降低血脂,降低血小板的凝集性,并能解除精神紧张和疲劳,有利于增强机体免疫力。

（7）注意保暖。天气变化明显,特别是突然变冷会使血管收缩,血压升高,容易导致病情恶化。因此要适时增加衣服,注意保暖。

（8）重视脑卒中的先兆征象。如发现走路不稳、肢体一侧无力、口角歪斜、唇麻、握物落地等现象时,可能有脑血管痉挛或小脑卒中,应及时就医,以控制病情发展,避免发生完全性脑卒中。

预防脑卒中为什么应首先防止短暂性脑缺血的发生

短暂性脑缺血又称"小脑卒中"或一过性脑缺血,它的发作尤其是反复发作,是预报完全性脑卒中的最明确信号,因为短暂性脑缺血是缺血性脑血管病即脑梗死的前驱期。因此,应对该病给予重视,积极防治,避免发生脑卒中。可采用的防治办法有以下几项:

（1）查找病因。这是预防短暂性脑缺血发作的关键。对病因明确的患者,应针对其高血压、动脉硬化、心脏疾病等主要诱发因素进行治疗,防止复发。

（2）生活规律。日常生活要有规律,以避免其他发病诱因。饮食要营养、科学,就餐应细嚼慢咽、定时定量。坚持加强身体锻炼和功能训练。避免强烈刺激,保持心情愉快。确保每日睡眠充足。

（3）预防并发症。注意呼吸道护理，预防肺部感染。保持大小便通畅，预防尿路感染、尿潴留及便秘。

（4）忌突然动作。有阵发性头痛或头部眩晕者，尤其是老年高血压动脉硬化患者，头和躯体不宜做突然旋转动作，也不要斜视或凝视某种转动的物体，更不宜突然变换体位，否则容易引发短暂性脑缺血。

预防脑卒中为什么应控制好血压

临床数据显示，脑卒中是高血压的主要并发症。高血压使人体的血管长期处于超负荷状态，血管壁变硬，失去弹性，易于破裂出血或痉挛，从而导致脑卒中。因此，高血压患者应重视血压的高低变化，注意将血压控制在正常范围内，以降低脑卒中的发病概率。控制血压，需要注意的事项有以下几点：

（1）严格控制血压。高血压的诊断标准：140/90 毫米汞柱为临界血压，超过此标准的即为高血压。高血压患者最好每天监测血压变化。

（2）坚持服用降压药物。对于绝大多数高血压患者来讲，应坚持长期治疗和控制高血压，按医嘱增减降压药物。切不可随意停药，否则血压忽高忽低反复波动，会加重对脑血管的损害，加大脑卒中的发病率。

（3）早晨醒后应立即服药。清晨醒来，高血压患者由于交感神经兴奋性增强，会心率加快、血压上升，此时体内缺乏水分，致使血液浓缩、黏滞性增强，因而容易形成血栓，诱发脑卒中。因此，高血压患者要注意每天早晨睡醒后立即服用降压药物。

（4）不可过度降低血压。六十岁以上的老年人，均有不同程度的动脉硬化，因此，偏高些的血压有利于心、脑、肾等脏器的血液供应。如果不顾年龄及患者的具体情况，一味要求降压到"正常"水平，势必影响上述脏器的功能，反而得不偿失。应根据患者的年龄、脏器的功能情况，将血压降到适当的水平，切不可一味追求血压达到正常水平。

预防脑卒中为什么应控制好血糖

糖尿病是脑卒中的诱发因素之一。据国内资料统计，糖尿病患者动脉硬化的发生率较正常人要高 5～10 倍，而动脉硬化是脑卒中的病理基础。并且糖尿病患者并发高血压、高脂血症、血黏度增高等，都是诱发脑卒中的重要因素。人体内血糖含量一旦达到一定程度将会引发糖尿病，所以控制血糖对预防脑卒中非常重要。控制血糖，目前主要的手段为教育与心理治疗、饮食治疗、运动治疗、药物治疗、糖尿病监测，应五者并举，不可偏废：

（1）教育与心理治疗。此项治疗可以帮助糖尿病患者树立正确的疾病观，全面认识糖尿病，增强治疗信心，提高自我保健能力。

（2）饮食治疗。即要做到合理控制总热量，严格控制糖的摄取量，减少脂肪摄入，保证饮食中膳食纤维、蛋白质的定量供应，并适当补充维生素和矿物质。

（3）运动治疗。运动疗法是通过适当的体育运动来防治糖尿病的方法，须遵循因人而异、循序渐进、持之以恒的原则。根据病情、体质、兴趣的不同，选择不同的运动方式。从小运动量开始，随体质的增强逐渐加大运动量，坚持不懈。但如果身体出现不适，也不宜勉强为之，以免产生相反的效果，损害身体。

（4）药物治疗。药物治疗应在医生的指导下，根据自身状况选择控制血糖的药物。并且在用药期间，不宜随意停用或减量，以免病情复发。

（5）糖尿病监测。即定期检测血糖水平，以便及时调整控制血糖的方案。

预防脑卒中为什么应防止动脉硬化的发生

动脉硬化是全身性慢性疾病，且长期无明显症状，因此不容易引起人们注意。但无论是缺血性脑卒中还是出血性脑卒中，往往都是在脑动脉硬化的病理基础上发生的。因此，积极预防动脉硬化是预防脑卒中的关键，可从以下几个方面做起：

（1）改善饮食结构。首先，不要饮食过量，以便保持相对稳定的体重。其次，要少吃动物性高脂食物，含糖多的食物也要少吃，禁止酗酒。应保证每日摄入足够量的维生素和适量的不饱和脂肪酸，多食蔬菜、水果、瘦肉等食物，可降低胆固醇，预防动脉硬化。

（2）适量的体育运动。运动不但可以解除精神紧张，稳定情绪，而且还可以降低血液中的胆固醇含量。但中老年人的运动量不宜过大，运动项目也不宜过于剧烈，最好以散步、慢跑、爬楼梯、打太极拳等运动方式为主。

（3）保持心情愉快，精神饱满。良好的精神状态也是预防动脉硬化的必备条件之一。工作中注意劳逸结合，避免过度疲劳。

预防脑卒中为什么应防止血脂的增高

血脂升高可造成血液黏稠，血流速度减慢，瘀积在血管壁，使血管壁变得凹凸不平、失去弹性，从而导致血压升高，诱发脑卒中。因此，控制血脂对预防脑卒中有着非常重要的意义，方法如下：

（1）合理饮食。合理的饮食是防治高脂血症的基础。合理的膳食成分应含有足够的维生素、矿物质、植物纤维及微量元素，但应适当减少食盐摄入量，食用低脂、低热量食物。并且应三餐定时，忌暴饮暴食。

（2）适量的体育运动。运动锻炼可改善脂质代谢，增加消耗，防治体脂和血脂增多，是防治高血脂的有效方法。另外，运动可使高三酰甘油血症患者的血脂含量完全降至正常水平。健康情况良好，无冠心病的高脂血症患者，应该经常进行运动，如长跑、骑自行车、游泳、打球、爬山等。但已合并有冠心病以及有严重的高血压和糖尿病等疾病的患者，则不宜进行剧烈的运动，应在医师指导下，根据病情进行适量的医疗体操、太极拳等锻炼。

（3）适当的理疗。实行上述方法但疗效不明显时，应辅以其他的物理治疗，如矿泉浴、肝区电磁疗法等。肝区电磁疗法可以调节肝脏代谢功能紊乱，从而防治高脂血症。

（4）药物治疗。顽固而严重的高脂血症，可进行适当的药物治疗。但目前还没有十分合乎生理要求的降脂药物。多数降脂药物仅有短时疗效，长期使用则会出现明显副作用。因此，应在专科医生的指导下用药及确定治疗方案。

调理好饮食为什么有利于预防脑卒中

饮食与脑卒中的关系十分密切。我们知道，人体为维持生命和各个器官的正常运行，必须从外界摄入一定数量的食物，并通过消化和吸收获得可被机体利用的各种营养素。如果膳食营养失衡，经常食用高脂、高盐、高热量饮食，就容易引发高血压、糖尿病和动脉硬化等病症，而这些疾病是脑卒中的主要病因和病理基础。因此，注意日常饮食的合理调配，避免营养失调，减少或杜绝脑卒中的致病因素，是防止脑卒中的重要举措之一。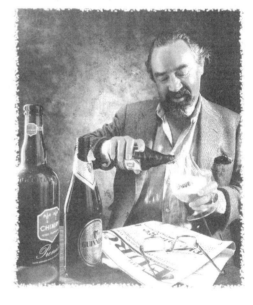

预防脑卒中，一定要保证摄入的膳食营养均衡，即蛋白质、脂肪、糖水（碳水化合物）、维生素、微量元素、无机盐和水等营养元素缺一不可，饮食应以高维生素、高纤维、低盐、低脂和适量的蛋白质为主。另外，应根据每个人体质和营养状况的不同适当调整饮食结构，以达到预防脑卒中的目的。

预防脑卒中的复发生活中应做到哪些

脑卒中一旦复发，会加重对神经系统功能的损害，增加治疗难度，使病死率和致残率显著增高，给患者及其家属带来极大打击。因此，对患者及其家属来说，采取有效措施预防脑卒中复发就显得尤为重要，需要注意以下几个方面：

（1）规律生活。患者要保持良好的生活起居规律，每天睡眠时间固定，三餐定时，形成良好的生物钟节律。

（2）科学饮食。注意合理安排饮食结构，以清淡、低胆固醇饮食为宜。

（3）重视锻炼。患者及家属都应重视康复锻炼，根据患者的具体情况，选择合适的锻炼方式，以恢复和保持身体机能。并且应注意对其日常生活自理能力的锻炼，如穿衣、吃饭、洗脸等。

（4）调整心态。患者及家属应保持积极、健康的心态。特别是患者本人，要减轻焦虑，解除抑郁，学会自我排解、宽慰，以良好的心态面对疾病和生活。

（5）戒烟戒酒。吸烟和酗酒会给人体带来极大的危害，诱发多种疾病。脑卒中患者尤其应戒烟、戒酒。

（6）定期复查。患者应定期进行血压、心脏功能、血糖和血脂含量等相关检查，以便及时控制血压、血糖及血脂的含量，纠正心脏的异常变化，预防脑卒中复发。

（7）悉心护理。家属应了解一定的护理常识、用药知识，科学地协助医生做好患者的康复治疗工作，注意避免脑卒中的诱发因素，并防止因药物相互作用带来的不良反应。良好的家庭氛围对预防脑卒中复发也有一定效果。

预防脑栓塞复发要注意什么

脑栓塞是指因来自心脏和大动脉的栓子(异常的固态、液态、气态物体)沿血液循环进入脑动脉系统,引起动脉管腔闭塞,导致该动脉供血区局部脑组织的坏死。所以,治疗脑栓塞应从心脏和大动脉的原发疾病,如动脉粥样硬化、动脉炎、冠心病、心肌梗死、风湿性心脏病瓣膜损害、心肌病、心内膜纤维变性、先天性心脏病等入手,采取积极的治疗措施,防止血栓的形成。治疗原发疾病,可以采用低脂低盐饮食、适当的运动、服用降脂药物、积极治疗心脏病、纠正心衰和心律失常等措施。预防脑栓塞复发,还可采用抗凝和溶栓药物进行治疗。长期小剂量的抗凝和溶栓药物治疗,可降低血小板黏合及聚集作用,降低血黏度和凝固性,有溶解纤维蛋白的作用,可防止血栓的形成,预防脑栓塞复发。抗凝治疗过程中,应注意观察出血倾向。患有急性细菌性心内膜炎的患者,禁用抗凝疗法。

预防脑出血复发要注意什么

脑出血指脑实质内的血管破裂出血。高血压、动脉硬化是脑出血的主要病理基础,而情绪激动、剧烈活动、饮酒过度、大便用力等能使血压骤然升高的因素,都是脑出血的常见诱因。针对上述病理基础和诱因,应积极采取措施进行预防,避免脑出血的复发。具体措施有以下几点:

(1)控制血压。定期检查,以便及时发现并治疗高血压,预防脑出血。已患有高血压的患者应坚持服药治疗,使血压稳定在安全理想的水平。

（2）合理饮水。平时要养成多饮水的习惯，特别是晚睡前、晨起时，饮1～2杯温开水。要维持体内有充足的水，使血液稀释，避免黏稠。

（3）预防便秘。大便燥结，排便用力，极易使脆弱的小血管破裂而引发脑出血。预防便秘，多吃一些富含纤维的食物，如青菜、芹菜、韭菜及水果等。也可做适量的运动，如早晨起床前腹部自我按摩。

（4）防止跌倒。脑出血患者的血管壁较脆弱，跌倒后会发生颅内血管破裂的危险，使病症复发。因此，患者在日常活动时要特别小心。

（5）调控情绪。保持乐观情绪，减少烦恼，淡泊名利，知足常乐。

（6）避免劳累。体力和脑力劳动都不宜过度，超负荷工作可诱发脑出血。

（7）适当锻炼。要根据自己的健康状况，进行一些适宜的身体锻炼，以促进血液循环。

脑卒中患者的
饮 食 调 养

　　脑卒中患者多数肥胖并患有高脂血症，因此应限制脂肪，特别是动物脂肪的摄入量，如猪油、奶油、肥肉、动物肝脏、鱼子等，否则会导致血液内胆固醇含量增高，形成动脉粥样硬化，影响病情。

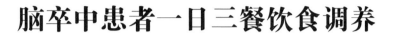

脑卒中患者一日三餐饮食调养

脑卒中患者的日常饮食应坚持什么原则

（1）食用低盐食品。食盐中含有大量钠离子，如果患者体内的钠离子过多，会加大血容量和心脏负担，增加血黏度，使血管收缩，血压升高，从而增加脑卒中的复发概率。所以，患者最好将每日盐分的摄入量控制在 5 克以下，远离高盐饮食。

（2）坚持低脂饮食。脑卒中患者多数肥胖并患有高脂血症，因此应限制脂肪，特别是动物脂肪的摄入量，如猪油、奶油、肥肉、动物肝脏、鱼子等，否则会导致血液内胆固醇含量增高，形成动脉粥样硬化，影响病情。宜食用富含不饱和脂肪酸的植物油，如芝麻油、花生油等，以达到预防和缓解动脉硬化的目的。

（3）多食蔬菜和水果。蔬菜和水果含有丰富的维生素 C、钾、镁和膳食纤维等，可以起到抑制总胆固醇浓度升高、增强血管致密性、保护血管的作用，有助于预防动脉硬化、心血管疾病及脑卒中等症，脑卒中患者宜经常食用。

（4）食用高蛋白质饮食。蛋白质中的优质蛋白质，指的是含硫氨基酸成分高并含脂肪低的动物蛋白质，如鱼类、家禽等，以及植物蛋白质中的大豆蛋白质等。这类高蛋白质饮食可供给身体所需的氨基酸，以改善血管弹性，延缓血管硬化，并能促进钠盐的代谢。适量食用对脑卒中患者的康复大为有益。

（5）忌过量饮酒。饮酒过量，会使中枢神经兴奋，导致心脏输出量增加，间接引起肾上腺素等血管收缩物质的增加，最终导致血压骤然升高，极易诱发脑卒中。另外，过量饮酒还会造成心肌细胞损伤，极易引发脑卒中。

（6）饮食适量。饮食量的多少应根据患者的性别、体质、运动量等具体情况而定。但总体来讲，一日三餐均以七分饱为宜，忌暴饮暴食。因为腹部饱胀会影响心肺功能，还可造成大量血液集中到肠胃，导致心、脑等器官缺血而诱发脑卒中。

脑卒中患者根据食物的酸碱性来选取食材有什么好处

研究表明，健康人的体液酸碱度（pH）通常保持在7.35～7.45，呈弱碱性，这一酸碱度最适合于细胞代谢及整个机体的生存。但如果人们饮食不当，摄入的酸性食物过多，超过了人体酸碱平衡的调节能力，就会使人体内酸碱度失衡，最终形成酸性体质。而酸性体质被现代医学界普遍认为是"百病之源"，我们常见的一些疾病如高血压、糖尿病、心脑血管疾病和癌症等均与酸性体质有关。因此，了解食物的酸碱性有利于脑卒中的预防和治疗。

食物的酸碱性是根据什么来区分的

营养学上划分食物酸碱性的标准，不是根据食物的口味，而是根据食物在人体内分解的最终代谢产物的酸碱性来划分的。凡是在体内分解的最终代谢产物是酸性的，就被称为酸性食物，反之就是碱性食物。

哪些常食食物属酸性或碱性

（1）强酸性食物。蛋黄、奶酪、白糖、西点、柿子、乌鱼子、柴鱼等。

（2）中酸性食物。火腿、鸡肉、鲔鱼、猪肉、鳗鱼、牛肉、面包、小麦、奶油、马肉等。

（3）弱酸性食物。白米、啤酒、油炸豆腐、海苔、文蛤、章鱼、泥鳅等。

（4）弱碱性食物。红豆、萝卜、苹果、甘蓝菜、洋葱、豆腐等。

（5）中碱性食物。萝卜干、黄豆、胡萝卜、番茄、香蕉、橘子、番瓜、草莓、蛋白、柠檬、菠菜等。

（6）强碱性食物。葡萄、茶叶、葡萄酒、海带、天然绿藻类等。

脑卒中患者怎样根据食物的性味来选取食材

我国传统饮食养生学侧重于根据食物的"性味归经"来调节人体阴阳，滋养五脏六腑和预防疾病。所谓食物的"性"（指食物的性质），可以分为热性、温性、平性、凉性、寒性五种。脑卒中患者的日常饮食也需要因人而异，选择适合自己体质的食物：

（1）热性食物。大蒜、辣椒、山羊肉、胡椒、酒、鳝鱼、芥末等。

（2）温性食物。鸡肉、大葱、茴香、花椒、猪肝、草鱼、鲢鱼、鳙鱼、武昌鱼、带鱼、海参、海虾、桂圆、金橘、红枣、栗子、核桃、糯米、南瓜、木瓜、葡萄、荔枝、樱桃、杨梅等。

（3）平性食物。芝麻、莲子、大米、豆腐、香菇、猴头菇、银耳、菠萝、椰子、柠檬、无花果、枇杷、鹌鹑肉、鲤鱼、鲫鱼、黄鱼等。

（4）凉性食物。芝麻油、丝瓜、茄子、梨子、菊花、笋子、白萝卜、芹菜、豆腐、甘蔗、菱角。

（5）寒性食物。冬瓜、西瓜、甜瓜、黄瓜、白菜、紫菜、绿豆、小米、柿子、桑椹、猕猴桃、空心菜、苦菜、马齿苋、荸荠、百合、莲藕、茭白、莼菜、地耳、苦瓜、金针菇、咸鸭蛋、黑鱼、猪脑、海带、蚌、蛤蜊、蚬、薏苡仁等。

脑卒中患者恢复期的日常饮食应做到哪些

（1）脑卒中患者恢复初期，病情已稳定但有不同程度的意识障碍、吞咽困难等症状时，应采用鼻饲管进食，禁止自口部进食，以避免因饮食不当而引起窒息。刚开始鼻饲的几天内，应以米汤、蔗糖为主；在消化道已经耐受的情况下，再给予牛奶、米汤、菜汁、鸡汤、鱼汤等流食，以补充热量、蛋白质和脂肪。

（2）脑卒中患者神志清醒后，进食不易呛咳者，可以从口部进食。此时应给予患者糊状食物，如肉末果蔬末稠粥、牛奶冲藕粉、水果泥等，使消化道吸收功能逐渐适应，然后逐步恢复到正常饮食。

（3）脑卒中患者恢复期间，无吞咽困难时，应以清淡、少盐、易消化的饮食为主,并且少食多餐。在医生的指导下严格控制盐、脂肪、胆固醇的摄入,特别是糖尿病患者,还应控制淀粉和总热量的摄入,尽量避免摄入对脑卒中患者康复不利的食物。

脑卒中面瘫患者的日常饮食应做到哪些

脑卒中不仅会导致患者偏瘫,还可引起面瘫、面瘫后遗症、面肌痉挛(面肌抽动)、三叉神经痛(口眼㖞斜)等症。此类患者在日常饮食方面应注意以下事项:

(1)由于脑卒中面瘫患者嘴巴歪向一侧,咀嚼不便,进食量会相应减少,可能造成患者潜在的营养失调,故应以清淡、易消化的食物为主,宜给予半流质或普食。

(2)根据患者的体质,合理调配饮食。多食新鲜果蔬、粗粮,如茄子、豆类、洋葱、苦瓜、冬瓜、丝瓜、南瓜、黄豆制品、玉米、海带、大枣、香蕉等,不但可以补充患者所需的营养,也有助于改善心血管功能,稳定病情。

(3)忌食生冷、辛辣、干、硬、粗糙等刺激性食物,如绿豆、螃蟹、猪头肉、动物内脏、羊肉、辣椒、烟酒、浓茶、巧克力等,此类食物或不易消化,或刺激大脑神经,对康复不利。

(4)患者的饮食应循序渐进,从少食多餐开始,应指导患者将食物放在健侧舌后方,细嚼慢咽,让患者逐渐掌握进食的方法。

(5)进食后做好口腔护理,如漱口等,防止口腔溃疡。

(6)患者面部痉挛发作期前后,应慎食酸性食物,避免加剧面部痉挛,加重病情。

适宜脑卒中患者常食的蔬菜有哪些

◈ **胡萝卜**

经常食用胡萝卜可以预防脑卒中。因为胡萝卜含有大量的 β-胡萝卜素和维生素 A，胡萝卜素能够防止胆固醇被氧化成有害的形态，从而降低胆固醇堆积在血管内造成血液凝块的危险；维生素 A 可以降低脑部缺氧时细胞病变的发生率，从而降低脑部受损的程度或死亡的概率。

◈ **马铃薯**

据研究显示，如果一个人平均每星期食用 5 个马铃薯，患脑卒中的危险会下降 40%。马铃薯含有丰富的钾，钾有着重要的生理功能，可以维持细胞的正常含水量，预防高血压。另外，便秘者用力憋气解便会使血压突然升高，这是脑卒中的一个重要诱因。而马铃薯中的大量粗纤维可以起到润肠通便的作用，能够治疗便秘。

◈ **山药**

现代医学研究发现，山药不但含有丰富的淀粉、蛋白质、无机盐等营养成分，还含有多种维生素，能预防心血管系统脂肪沉积，保持血管弹性，防止动脉粥样硬化。但应注意的是，山药具有收敛作用，患有便秘的脑卒中患者不宜食用，以免产生反作用。

◉ 甘薯

甘薯含有丰富的糖类、维生素 C 和胡萝卜素，能提供大量的黏多糖和胶原物质，可以有效地维持人体动脉血管的弹性，保持关节腔的润滑，防止肾脏结缔组织萎缩。经常食用可预防脂肪沉积、动脉硬化等疾病。但长期卧床的脑卒中患者，胃肠蠕动减慢，食用甘薯容易加重腹胀，应慎食。

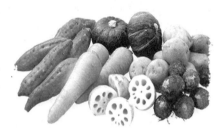

◉ 番茄

番茄含有大量维生素 C，维生素 C 能够降低血液中的三酰甘油和胆固醇的含量，使心脏血管恢复光滑，从而保持血流通畅。此外，维生素 C 还可防止肝、肾的脂肪浸润，并可以降低冠状动脉发生舒缩功能障碍的概率。经常食用番茄，能够防治动脉粥样硬化、心脏病和脑卒中。

◉ 洋葱

洋葱含有前列腺素 A，可降低人体外周血管阻力，从而降低血压，具有稳定血压的作用。洋葱中的环蒜氨酸和硫氨基酸能溶解血栓，抑制高脂肪饮食引起的血胆固醇升高，防治动脉粥样硬化。洋葱含有一种能够降低血糖的物质——甲磺丁脲，对肾上腺性高血糖有明显的降糖作用。另外，洋葱还含有丰富的钙，有辅助降压的作用。因此，经常食用洋葱，可防治动脉硬化、心肌梗死并降低高血压、心脏病、糖尿病的发病率，有效预防脑卒中。

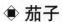

◈ 茄子

　　茄子含有丰富的维生素P,能降低胆固醇,防止小血管出血,提高微血管抵抗力,增强毛细血管弹性和促进细胞新陈代谢。可防治高血压、冠心病等心脑血管疾病。

◈ 芹菜

　　芹菜含有较多的维生素P,可加强维生素C的效用,具有降压和降脂的作用,并且芹菜还含有较多的矿物质和纤维素,具有镇静和保护血管的功效。常食芹菜,对治疗高血压、糖尿病效果明显。

◈ 冬瓜

　　冬瓜除含有大量水分之外,还含有蛋白质、粗纤维等营养成分,并且冬瓜含钠量较低。因此常食冬瓜,对动脉粥样硬化、冠心病、高血压等症均有辅助疗效。

◈ 苦瓜

　　苦瓜是一种营养价值很高的蔬菜,它含有较为丰富的蛋白质、脂肪、粗纤维、维生素C和钾等成分,对于降低血压、维持血管弹性、维持正常生理功能均具有重要意义。此外,苦瓜果实含有苦瓜甙及多种氨基酸和果胶等活性成分,具有降血糖的作用。专家研究证明,从苦瓜中提取出的一种胰岛素样的多肽物质,与胰岛素有相似的作用。可见,苦瓜对高血压、糖尿病均有较好的防治效果,适合脑卒中患者食用。

脑卒中的治疗与调养

◈ 丝瓜

丝瓜不但是低热量、低脂肪、低糖的高钾食品,而且是含钙、镁、磷量高的蔬菜,经常食用对糖尿病、高血压等症均有较好的防治作用。另外,丝瓜含有皂苷类物质,具有一定的强心作用,也很适合由各类心脏病引发脑卒中的患者食用。

◈ 萝卜

萝卜含有丰富的铜元素,铜有助于降低胆固醇,是预防心血管疾病的必要物质。而且萝卜含有的香豆酸等活性成分,具有降血糖的作用,十分适合糖尿病患者食用。另外,萝卜含钙量较高,而研究显示,食用含钙量高的食物可以降低脑卒中发作对身体的危害程度,并改善其预后。所以,萝卜对由各种病因引发脑卒中的患者都十分有益。

◈ 韭菜

韭菜所含的挥发油和含硫化合物以及钙、磷、镁、锌等元素,具有促进血液循环及降脂、降糖的作用,对糖尿病及其合并高血压、冠心病、高血脂症等病症均有较好的防治作用。韭菜中的粗纤维可促进肠蠕动,有通便和降低血胆固醇的作用。

◈ 芦笋

芦笋是富含叶酸的食物,而叶酸对降低冠心病和脑卒中的发病率有重要作用。若膳食中缺乏叶酸,血液中的高半胱氨酸水平就会升高,易损伤血管内皮细胞,促进粥样硬化斑块形成。所以,中老年人尤其是心血管病患者,应注意多食用芦笋、红苋菜、菠菜等富含叶酸的食物。

◈ 茼蒿

茼蒿营养丰富，除含有蛋白质、脂肪、糖类以及多种维生素，还含有挥发油、胆碱等成分，具有降低血压的作用。

◈ 南瓜

南瓜富含类黄酮与番茄红素，这两种物质能捕捉氧自由基，阻遏"坏"胆固醇（即低密度脂蛋白胆固醇）氧化，对防止血管狭窄和血凝块堵塞脑血管有积极作用。经常食用南瓜，可有效预防动脉粥样硬化。此外，水果中的红葡萄、草莓也含有丰富的类黄酮与番茄红素，由动脉粥样硬化引发脑卒中的患者可以适量食用。

◈ 空心菜

空心菜含膳食纤维较多，可以促进胃肠蠕动、通便解毒、降低胆固醇，适用于糖尿病、高血压等症。另外，紫色空心菜还含有胰岛素样成分，能降低血糖水平，特别适合糖尿病患者食用。

◈ 白扁豆

白扁豆含热量低，含钾较多，而且还富含镁、磷、钙等常量元素，经常食用有助于维持血压正常，并且可使胰岛素分泌机能免受损害，可降低糖尿病合并高血压患者患脑卒中的概率。

◈ 黄豆

黄豆中脂肪的含量为 18.4%，其所含脂肪基本上都是不饱和脂肪酸，此外，黄豆还含有1.64%的磷脂。这些不饱和脂肪酸以及磷脂，能降低人体动脉壁内胆固醇的沉积量。正因为如此，黄豆被推荐为防治高血压、动脉粥样硬化等病的理想保健食品。

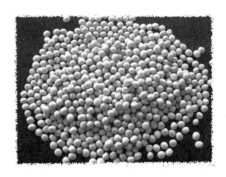

◈ 蚕豆

研究表明，蚕豆含有丰富的植物蛋白质，可延缓动脉硬化的速度，蚕豆富含的粗纤维可以降低血液中胆固醇的含量。因此蚕豆对于治疗动脉硬化、高血压等疾病及在抗衰老方面均有较大功效。

◈ 红小豆

红小豆又称赤豆、红豆、红饭豆等。红小豆营养丰富，富含维生素 E、膳食纤维、钾、镁、磷等，具有降血糖、降血脂、降血压的作用。另外，红小豆含热量较低，是脑卒中及糖尿病患者理想的降血糖食物。因此，常喝红小豆粥，不仅可以降低血糖，而且对糖尿病的常见并发症高血压、高脂血症也有防治作用。

◈ 黑豆

黑豆具有活血通络的功效。黑豆富含的维生素 B_2，可防止脂肪囤积于血液及肝脏中，并且起着对体内细胞进行氧化还原的作用,能有效预防动脉硬化与心脏病,适合脑卒中患者食用。另外,黑豆制成的豆豉含有大量的尿激酶,能够溶解血栓,对脑卒中患者的预后有很好的作用。

◈ 蘑菇

蘑菇含腺嘌呤类物质,有降血脂的作用,其功效是安妥明的 10 倍。另外,蘑菇本身营养丰富,富含多种维生素、矿物质和大量膳食纤维,并且热量低,对防治便秘、动脉硬化等疾病都有一定的疗效,十分适合脑卒中患者食用。

◈ 香菇

香菇属高钾、低钠食物,并含有一种核酸类物质,可抑制血清和肝脏中胆固醇的含量,有防止血管硬化和降血压的作用。对于因胆固醇过高而引起的动脉硬化、高血压以及糖尿病等疾病的患者,香菇无疑是食疗佳品,有利于患者的康复。

◈ 银耳

银耳含膳食纤维很高,且富含角质,具有滋阴润肺、生津止渴、养心安神的功效,对糖尿病、高血压、高血脂等疾病均有较好的防治作用。中老年 2 型糖尿病患者经常食用银耳,有助于降低血糖。

◈ 葛根

葛根性味辛凉,既是一种中药,又是营养丰富的蔬菜,有防治高血压、冠心病、粥样动脉硬化、糖尿病等疾病的功效,具有良好的食疗作用。

◈ 魔芋

魔芋所含的葡甘聚糖，是一种半纤维素，它吸水性极强，吸水后可形成体积很大的凝胶纤维状结构，提高食物的黏度，延缓胃排空和食物在肠道内的消化和吸收过程，可有效降低餐后高血糖，并有降脂作用。此外，魔芋本身含热量极低，在胃内停留时间较长，可以有效控制脑卒中患者的热量摄入，对康复极有益处。

◈ 大蒜

大蒜中的蒜素和硒不但可降低血胆固醇，抑制血小板凝结，还可以有效地防治高血压、冠心病、糖尿病和动脉硬化等疾病。因此，大蒜适合脑卒中患者食用。

◈ 葱

葱所含的前列腺素 A 是类似激素的物质，有一定的降压作用。葱含有的钾和钙，有利于降压，对心血管病有一定的疗效。另外，葱还有增强纤维蛋白质溶解性和降低血脂的功效，能溶解凝血块，防止血栓。经常食用以葱配制的菜肴，可使胆固醇不易在血管壁上沉积，有助于防止动脉硬化和冠心病。

有益于脑卒中患者的水果有哪些

◈ 苹果

苹果含钾量很高，可排出体内多余的钾盐，对维持正常血压有较大作用。另外，苹果还含有较多纤维素、有机酸，能够防止胆固醇增加，降低血糖含量，促进胃肠蠕动，改善粪便在肠内的秘结情况，降低脑卒中的发病率。但由于苹果含果糖较多，那些因糖尿病引起脑卒中的患者不宜食用过多。

◈ 香蕉

香蕉含有丰富的钾盐和能降低血压的物质，而钠及胆固醇含量却非常低，具有润肠通便的功效。经常食用香蕉，可以有效降低脑卒中的发病率。但香蕉含糖过多，因糖尿病引起脑卒中的患者应慎食。

◈ 柚子

柚子味甘，性寒，含有能降血糖的类胰岛素成分及丰富的维生素 C，可降低血糖，防止动脉硬化，预防脑卒中。另外，柚子含糖量很低，特别适合于由糖尿病引起脑卒中的患者食用。

◈ 西瓜

西瓜味甘、性寒，可清热除烦。西瓜含有的配糖体等成分具有降血压的作用，并且西瓜仁及西瓜皮也有良好的降压效果。但西瓜含糖量高，糖尿病性脑卒中患者需根据自身血糖情况适量食用。

◈ 橘子

橘子的营养成分以维生素 C 为主，维生素 C 可以调节胆固醇代谢。橘子薄皮的内侧还含有果胶，有通便的疗效，同时也具有降低胆固醇含量的作用。此外,橘皮甙可以增强毛细血管的硬度,具有降血压、扩张冠状动脉的作用。因此,橘子是防治高血压、动脉硬化的理想水果。

◈ **红枣**

研究表明,红枣所含有的环磷酸腺苷有扩张血管的作用,可改善心肌的营养状况,增强心肌收缩力,有利于维护心脏的正常功能。此外,红枣所富含的维生素 P 能保护人体的毛细血管,并有降血压的作用。经常食用红枣,对防治脑卒中十分有利。

◈ **山楂**

山楂含有丰富的钾、维生素 C 和维生素 P 等营养元素,并具有活血化瘀、降血压、降血糖、增加血管韧性、预防脑溢血的作用,对高血压、高血脂、动脉硬化等症具有很好的疗效。另外,糖尿病患者适量食用山楂,可降低脑卒中的发病概率。

◈ **核桃仁**

核桃仁所含的钙、铁、磷、锌等微量元素,在降血压、降血糖和保护心脑血管等方面具有重要作用,适用于防治高血压、糖尿病、冠心病等病症。

◈ **花生**

花生含有多种脂肪酸,其中 80% 以上为不饱和脂肪酸,有降低胆固醇、防治动脉粥样硬化、降血压等作用。另外,花生壳也有降血压的作用,将花生壳洗净,冲水饮用,对高血压和高脂血症均有一定的疗效。但花生是高脂肪、高热量食品,虽宜常吃,却不宜一次食用过多。

◈ 芝麻

芝麻含有 60% 的脂肪油和丰富的蛋白质、芝麻酚、维生素 E 以及铁等营养成分,长期食用可防治高血压、高血脂等病症。芝麻还可提高肝脏及肌肉中糖原的含量,起到降血糖的作用。此外,芝麻榨出的油更是高血压患者的食用佳品。大量实践表明,长期食用芝麻油能明显降低高血压的发病率。

哪些肉类有益于脑卒中患者

◈ 兔肉

兔肉含有丰富的卵磷脂,且胆固醇含量较低。经常食用,对于防治动脉粥样硬化以及冠心病具有一定的辅助作用。另外,卵磷脂有抑制体内血小板凝聚的功效,可抑制血栓形成。因此,兔肉适合冠心病引起脑卒中的患者食用。

◈ 鱼类

鱼肉含有的不饱和脂肪酸,能使胆固醇氧化,从而降低血液中胆固醇的含量,还能够调节血液的状态,抑制血栓形成。另外,鱼还含有较多的亚油酸,可增强微血管的弹性,防止血管破裂,并且能输送给脑部和心脏更多的氧气。鱼肉的这些功效都有助于防治脑卒中。

◈ 甲鱼

甲鱼的脂肪里含有较多的不饱和脂肪酸,具有减少胆固醇沉积、防止动脉粥样硬化的作用,对防治脑卒中非常有益。

◈ 海参

海参是一种高蛋白质、低脂肪的食品。它含有较多的矿物质和多种氨基酸,并且几乎不含对人体有害的胆固醇,对老年冠心病、动脉硬化、糖尿病等病症疗效显著。另外,常食海参还能够促进生血,恢复元气,对脑卒中所致的痉挛性麻痹也有一定的辅助治疗作用。

有益于脑卒中患者的其他食物有哪些

◈ 荞麦

荞麦是一种杂粮,它含有亚油酸以及其他食物所不具有的芸香苷(芦丁),这两种物质都有降血脂的作用。另外,荞麦含有的镁元素,能促进人体纤维蛋白的溶解,使血管扩张,抑制凝血酶的生成,具有抗血栓的作用。因此,常食荞麦可以预防高脂血症及脑卒中。

◈ 燕麦

燕麦所含的脂肪,主要成分是不饱和脂肪酸。而且在不饱和脂肪酸中,可用做降脂药物的亚油酸又占了将近一半。

所以，常食燕麦可以明显降低血脂，对防治高脂血症大有帮助。另外，燕麦具有高营养、高热量、低淀粉、低糖的特点，非常适合糖尿病患者的饮食要求。因此，因糖尿病引起脑卒中的患者，宜常食燕麦。

◈ **玉米**

玉米所含的脂肪为精米、精面的 4～5 倍，而且富含不饱和脂肪酸，其中 50% 为亚油酸，可防治高血压、冠心病、心肌梗死等疾病，并能延缓细胞衰老。另外，用玉米酿成的酒也是一种良好的药物，经常适量饮用可降低血液中胆固醇的含量，并能软化动脉血管，适合脑卒中患者饮用。

◈ **虾皮**

虾皮是毛虾的干品，营养价值丰富，有补钙降压的功效。高血压患者适量食用虾皮，可降低血压，并对脑卒中有较好的防治作用。

◈ **海带**

海带是含碘丰富的食物，碘可以减少胆固醇在动脉壁的沉积，预防动脉硬化。而海带表面的甘露醇，具有降压、利尿的功效。海带含有的褐藻酸钠和纤维素，能刺激肠道蠕动，帮助消化，防止便秘。常食海带，对防治脑卒中有很好的疗效。

◈ **蜂蜜**

蜂蜜含丰富果糖、葡萄糖、多种维生素、矿物质以及微量元素等营养物质。常食蜂蜜可促人体组织新陈代谢。蜂蜜有改善血液循环、降血压、防止血管硬化、扩张冠状动脉作用，但不适合糖尿病引起脑卒中的患者食用。

◈ 牛奶

牛奶含有丰富的钙质，能抑制人体内胆固醇合成酶的活性，可减少人体对胆固醇的吸收，预防高血压。

◈ 茶叶

茶叶含有茶碱、维生素 C、维生素 P、咖啡碱、茶多酚以及鞣酸等物质，具有增强血管韧性和弹性、增强心肌收缩力等作用，并有助消化、抗癌、抗辐射等功效。实践证明，茶多酚可促进人体对维生素 C 的吸收；维生素 C 可降低血液中胆固醇的含量，同时可增强血管的弹性和渗透能力；维生素 P、茶碱都具有扩张血管、降低血压的作用。茶叶的利尿作用有助于钠的排出，有利于血压的降低。所以，适量饮茶，对防治脑卒中是很有好处的。

但过量饮浓茶，则会使心率加快，增加心脏负担。茶叶中的一些活性物质对中枢神经有兴奋作用，使大脑皮质的兴奋过程加快，引起脑血管收缩，这对同时患有脑动脉硬化和高血压的脑卒中患者来讲是一种潜在的危险，可能会导致严重的后果。因此，凡是此类患者一定不要过量饮浓茶。

哪些饮食是脑卒中患者应慎吃或不应吃的

◈ 含咖啡因的饮料

大量调查资料显示，咖啡因可使血压上升。如果在情绪紧张的时候摄入咖啡因，就会产生累加效果，把血压推高到不利于健康的高度。因此，对于高血压患者来说，应避免在工作压力大的时候喝含咖啡因的饮料，以防发病及诱发脑卒中。

◈ 动物内脏

动物内脏属于高热量、高脂肪、高胆固醇的"三高"食物，脑卒中患者长期过量食用可造成脂肪堆积、身体肥胖，并容易导致血管硬化、血压升高，不利于身体的恢复。而且食用动物内脏这类高胆固醇食物，会直接影响血液中胆固醇的含量，而血液中胆固醇的含量升高后，很容易沉积到血管壁而引发动脉硬化。所以，脑卒中患者应慎食动物内脏、鱼子、墨鱼这类高热量、高脂肪、高胆固醇的食物。

◈ 蛋黄

各类蛋黄的胆固醇含量都是较高的，而胆固醇进入血管，容易黏附在血管壁上，引发动脉硬化，使心肌梗死的发病率提高，对脑卒中患者尤为不利。因此，脑卒中患者应忌食各类蛋黄。

◈ **菜籽油**

　　菜籽油虽然也是植物油,但它却富含一种被称做芥酸的长链脂肪酸,如果长期食用未经处理的菜籽油,就会导致芥酸过多蓄留,易引起血管壁增厚和心肌脂肪沉积,并容易加重高血压、冠心病的病情,增加脑卒中的发病概率。

◈ **冷饮和冰镇饮品**

　　过量的冷饮和冰镇饮品进入胃肠道后,会刺激胃,使血管收缩、血压升高,从而加重高血压、冠心病、动脉粥样硬化等患者的病情,容易诱发脑卒中。所以,高血压、冠心病、动脉粥样硬化等患者不宜大量饮用此类食品。

◈ **葡萄柚汁**

　　葡萄柚汁含有的某些成分可与地平类降压药物发生相互作用,显著加快地平类药物的生物利用度(即药物进入血液循环的相对吸收程度与速度),使患者血压显著下降,心率明显加快。而且葡萄柚汁的这种作用持续时间长达 12 个小时,即使在服用地平类药物前几小时饮用葡萄柚汁,也不可避免地会发生相互作用。因此,服用地平类降压药物的脑卒中患者,不宜饮用葡萄柚汁。

适合各类脑卒中患者的日常食谱

主食谱

◈ 芹菜面

用料：芹菜 100 克，挂面 100 克，豆腐 100 克，火腿肉 50 克，香菇 30 克，枸杞子 12 克，葱、姜、蒜、植物油、酱油、精盐各适量。

制法：芹菜洗净，切成小丁。枸杞子洗净去杂质。豆腐、火腿肉切成小丁。香菇发透，去根蒂后切成小丁。葱切花、蒜切片、姜切丝后备用。炒锅置于火上，倒入植物油烧至六成热时，放入葱、姜、蒜爆香，倒入豆腐、芹菜、枸杞子、香菇、火腿、酱油、精盐，再加入适量清水，用文火煮半小时后，起锅装盘，加入煮好的挂面，搅拌均匀即可。

功效：降低血压，固肾补虚。适合高血压引起脑卒中的患者食用。

◈ 牛肉萝卜炒荞麦面

用料：荞麦面条250克，牛肉150克，胡萝卜100克，料酒、精盐、鸡精、葱末、姜末、植物油各少许。

制法：把荞麦面条放入沸水锅中，用文火煮熟、捞出、装碗。牛肉洗净切成片，将胡萝卜去根、洗净、切片。炒锅置于火上，倒入植物油，待烧热时放入牛肉煸炒，炒熟后加入料酒、葱末、姜末、精盐、鸡精，再煸炒片刻，放入胡萝卜片，煸炒入味后起锅，浇在荞麦面条上，拌匀即可。

功效：降低血压，健脾养胃。适合高血压引起脑卒中的患者食用。

◈ 葛粉豆豉面

用料：葛粉250克，淡豆豉150克，荆芥穗50克。

制法：把葛粉加水和成面，再制成面条。把荆芥穗和淡豆豉放入锅中，加水煮沸6~7分钟，去渣取汁。把葛粉面条放入淡豆豉汁中煮熟即可。

功效：养血通络，祛风开窍。适合脑卒中患者食用。

◈ 玉米烩饭

用料：大米饭200克，芹菜50克，火腿50克，甜玉米罐头1个，鸡蛋2个，精盐、清汤、湿淀粉各少许。

制法：将火腿切丁，芹菜择洗干净后切成细末备用。炒锅置于火上，玉米连同罐头里的浆汁一起入锅，加入清汤同煮，待汤沸后撒入精盐，用湿淀粉勾芡。待汤再沸时，将鸡蛋打入锅中，并快速搅拌，等鸡蛋将要起泡时熄火。把热米饭盛入碗内，再把煮好的甜玉米鸡蛋浆淋在热饭上，最后撒上火腿丁和芹菜末,拌匀即可食用。

功效:益肺补肾,降血压,降血脂。适合高血压、高血脂引起脑卒中的患者食用。

◈ **山楂红枣冬菇饭**

用料:大米 250 克,冬菇 100 克,鲜山楂 50 克,红枣 4 枚,白糖适量。

制法:山楂洗净后去核、切片,红枣洗净去核,冬菇用清水泡软后切丝。大米淘洗干净后下入砂锅,按常法煮至水分快干时,将山楂片、红枣、冬菇丝、白糖均匀置于米饭上,盖严慢火焖熟即可。

功效:补虚养血,活血化瘀,降压降脂。适合高血压、冠心病引起脑卒中的患者食用。

◈ **黄豆窝头**

用料:黄豆面 200 克,玉米面 400 克,小苏打 5 克。

制法:将 100 克玉米面放入盆中,用开水搅拌均匀,制成烫面,晾凉,加入剩下的玉米面、黄豆面和小苏打,用冷水搅拌均匀,反复揉搓,直至面团变得光滑有硬度。取适量面团,做成上尖下圆的锥形窝头,底部用手指捅出圆洞。把窝头坯放在笼屉上,用沸水蒸半小时左右,熟透后即可食用。

功效:健脾养胃,软化血管,降胆固醇。适合高血压、冠心病、动脉硬化等症引发脑卒中的患者食用。

◈ **核桃米饭**

用料:米饭 100 克,鸡丁 50 克,核桃仁 30 克,植物油 30 克,葱花 10 克。

制法：将核桃仁用油炸香后装盘备用。鸡丁用油滑透，捞出沥油备用。把植物油倒入锅中，用武火烧至六成热，加葱花爆香，加鸡丁、核桃仁、米饭，翻炒均匀后即可出锅。

功效：润肠通便，软化血管，降血压，降血糖。适合高血压、糖尿病、冠心病等症引发脑卒中的患者食用。

◈ 麦麸饼

用料：麦麸、精制麦粉、鸡蛋、瘦肉、蔬菜、油、精盐各适量。

制法：把猪肉洗净后剁成末，加入洗净剁碎的蔬菜、麦麸、精制麦粉和鸡蛋，用油、精盐调好口味，做成饼状，放入平底锅中煎熟即可。

功效：降血糖。适合糖尿病引发脑卒中的患者食用。

◈ 玉米饭

用料：玉米粒 100 克。

制法：将玉米粒打碎，加水煮成饭即可。可当主食吃，每天吃一顿。

功效：解油化腻，降血脂。适合冠心病引发脑卒中的患者食用。

◈ 荷叶瘦肉饭

用料：瘦猪肉 200 克，荷叶 4 张，大米 200 克，精盐 1 克，酱油 10 毫升，淀粉 10 克，食用油 10 毫升。

制法：大米洗净后，放入盆中，捣碎后备用。瘦肉洗净，切成厚片,用精盐、淀粉、食用油和酱油拌匀。荷叶洗净后,用剪刀剪成块。将米砂和腌好的瘦肉搅拌均匀,分成八等份。每份肉米包入一个荷叶中,卷成长方形。把卷好的荷叶卷,逐个放入蒸锅,蒸 30～40 分钟,即可出锅。

功效:健脾开胃,降脂补心,升清降浊。适合中老年冠心病、高血脂等症引发脑卒中的患者食用。

◈ **芸豆芝麻糕**

用料:大白芸豆 400 克,芝麻 200 克,白糖 120 克。

制法:将芸豆洗净,放在凉水中浸泡 24 小时后入锅煮软,再倒入笼屉中,蒸 1 小时,筛去杂质后,压成泥状。把芝麻放入锅中翻炒,炒出香味后,用擀面杖碾碎,放入白糖,搅拌均匀。取一块干净的纱布,用水沾湿后拧干,平铺在桌上,把制好的芸豆泥均匀地抹在纱布上,约 5 毫米厚,然后撒上一层芝麻。用刀切成小块,即可食用。

功效:益气活血,促进脑血管循环。适合脑卒中患者食用。

◈ **香菜马铃薯丁**

用料:马铃薯 200 克,香菜 50 克,洋葱 50 克,精盐、鸡精、料酒、香油、食用油各适量。

制法:香菜择净,用清水洗净,切成碎末待用。马铃薯洗净去皮,切成 1 厘米见方的小丁。洋葱洗净去皮,切成与马铃薯丁同样大小的丁。锅中倒入食用油,置于武火上加热,把马铃薯丁放在锅中煎炒,当马铃薯丁表面变成金黄色时,将备好的洋葱丁放进锅里,与马铃薯一起翻炒约 2 分钟,放入香菜

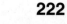

末、料酒、精盐、鸡精,淋上香油,再煸炒2分钟左右,即可出锅装盘食用。

功效:降低血压,润肠通便,发汗解毒。适合脑卒中患者食用。

◈ 南瓜饭

用料:南瓜500克。

制法:把南瓜洗净,切成块,放入锅中,加水煮成糊状后即可。在早、晚餐时食用。

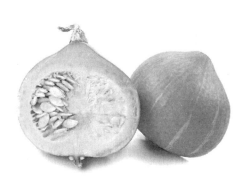

功效:改善糖代谢,降低尿糖、血脂。适合糖尿病、高血脂等症引发中风的患者食用。

菜 谱

◈ 香菇丝瓜焖板栗

用料:板栗250克,水发香菇150克,丝瓜100克,植物油、鲜汤、鸡精、白糖、精盐、水淀粉各适量。

制法:在板栗凸起面上划"一"字刀,下入沸水锅中煮10分钟左右后捞出,趁热将板栗去皮取肉备用。将香菇去蒂洗净,切成2.5厘米左右的小块。将丝瓜去皮洗净,切成与板栗大小相近的菱形块。锅置于武火上,倒入植物油,烧至七成热,下入板栗肉过油至熟烂,再将其捞出沥干。将丝瓜倒入锅中滑油,再捞出沥油。在锅中约留60克油,加入板栗肉、香菇、

脑卒中的治疗与调养

精盐、鸡精、白糖、鲜汤，焖烧入味，至板栗肉软烂时，倒入丝瓜略炒，再用水淀粉勾芡，煮沸后出锅装盘即可。

功效：补肾强精，活血止血。适合肾精不足型高血压病和脑卒中后遗症患者食用。

◈ 香菇油菜

用料：油菜 500 克，水发香菇 60 克，花生油、精盐、料酒、水淀粉、香油、鸡精、猪骨汤料各适量。

制法：油菜去老叶、老根，洗净。香菇去根蒂，洗净。锅置火上，倒油，烧至六成热，加入整棵油菜，煸炒至熟，加少量精盐、鸡精，盛于盘中。再往锅中倒油，烧热，香菇入锅炒 3 分钟，加猪骨汤、料酒、精盐，焖烧 5 分钟，再加鸡精，用水淀粉勾芡，浇上香油，颠翻几下出锅，浇于油菜上即可。

功效：清热散血，益气补虚。适合高血压引发脑卒中的患者食用。

◈ 芹菜醋花生

用料：红衣花生仁 500 克，芹菜 100 克，食醋 100 毫升，香油、精盐各适量。

制法：花生仁置于食醋中浸泡 1 周以上备用。芹菜洗净，切成长约 3 厘米的段，晾干水分。将芹菜与浸泡过食醋的花生仁拌匀，放入香油、精盐调味即可。

功效：清热解毒，补益气血。适合高血压引发脑卒中的患者食用。

◈ 芦笋莲子汤

用料：芦笋 240 克，罐头粟米 160 克，鲜莲子 100 克，火腿末少许，精盐、水淀粉、鸡精、香油、鸡汤各适量。

制法：芦笋切成 4 厘米长的段，下锅加鸡汤、鸡精、精盐，煨 3 分钟左右取出，沥干水分，分 3 行排在长盘内。将鲜莲子洗去黄衣，取出莲心和粟米同时下锅，加入鸡汤、精盐、鸡精，待熟透后用水淀粉勾芡，加入香油拌匀，淋在芦笋上面，撒上火腿末即可。

功效：调中开胃，软化血管，降压消脂。适合高血压引发脑卒中的患者食用。

◈ 素炒五丝

用料：马铃薯 100 克，芹菜 250 克，萝卜 60 克，黄花菜 30 克，香干 2 块，植物油、葱、姜、鸡精、精盐各适量。

制法：葱切成丝，姜切成细末。芹菜去根及大叶，洗净切成长约 3 厘米的段，在沸水中略焯，捞出沥水。马铃薯去皮洗净，切成细丝。黄花菜用温水泡开，捞出后挤去水，先切去底端硬蒂，再从中间切断。香干、萝卜切成细丝。往炒锅内倒入植物油，烧热后下葱、姜煸香，下萝卜丝、马铃薯丝，炒至断生，下黄花菜、香干丝及芹菜段，略炒，放入精盐及鸡精调味，炒匀后出锅即可。

功效：防治动脉硬化，降低血压。适合高血压、动脉硬化等症引发脑卒中的患者食用。

◈ 海带爆木耳

用料：水发黑木耳 250 克，水发海带 100 克，大蒜、葱、酱油、植物油、精盐、白糖、鸡精、香油各适量。

制法：将海带、黑木耳洗净，切丝装盘备用。锅置火上，倒入植物油，烧热，爆香大蒜、葱花，倒入海带、木耳丝，急速翻炒，加入酱油、精盐、白糖、鸡精调味，出锅淋上香油即可。

功效：安神降压，活血化瘀。适合高血压引发脑卒中的患者食用。

◈ **清炒苦瓜**

用料：新鲜苦瓜250克，花生油、姜丝、葱花、精盐、鸡精各适量。

制法：将新鲜苦瓜洗净，去籽，切成细丝。锅置火上，加入适量的花生油烧热，加入姜丝、葱花略炸，随即放入苦瓜丝爆炒片刻，加精盐、鸡精略炒即可出锅。

功效：清热明目，增进食欲。适合高血压、糖尿病、动脉硬化等引发脑卒中的患者食用。

◈ **清蒸紫茄**

用料：紫茄250克，植物油、葱花、姜末、蒜泥、精盐、鸡精、白糖、香油各适量。

制法：将紫茄洗净，去茄蒂后用刀纵向切成四份，放入碗中，加植物油、葱花、姜末，隔水蒸熟后，加少许精盐、白糖、鸡精、蒜泥，淋入香油，拌匀即可。

功效：清热消肿，散瘀降压。适合高血压、冠心病、动脉硬化等症引发脑卒中的患者食用。

◈ **凉拌芹菜**

用料:芹菜 150 克,胡萝卜 100 克,花生米 50 克,八角、花椒、桂皮、姜片各 3 克,精盐、鸡精、米醋、香油各适量。

制法:先用一块纱布将八角、花椒、桂皮、姜片包在一起,制成调料包。在锅中放入清水,待水煮沸,放入花生米、纱布调料包和精盐,焖煮半小时后捞出花生米。去掉芹菜的叶和根,择去筋,清洗干净,把芹菜切成 3 厘米左右的小段备用。胡萝卜洗净,切成 3 厘米左右的小段。将芹菜段和胡萝卜段一同放入沸水中焯一下,捞出,控干水分。最后把花生米、芹菜、胡萝卜一起放入盘中,加入精盐、米醋、鸡精、香油搅拌均匀即可。

功效:健胃消食,清热醒脑。适合高血压、高血脂、冠心病等症引发脑卒中的患者食用。

◈ **番茄菜花**

用料:番茄 100 克,菜花 300 克,姜末、精盐、鸡精、白糖、水淀粉、香油、食用油、鸡汤各适量。

制法:把新鲜的番茄洗净,切成 2 厘米见方的块状备用。菜花择洗干净,掰成小块,放在沸水中煮 3 分钟左右,捞出后沥干水分备用。炒锅置于武火上,倒入食用油,油热后放入姜末,待姜末稍变色时,把番茄块倒入锅中翻炒 1～2 分钟,放入焯好的菜花,与番茄一同煸炒。倒入鸡汤、精盐、白糖,充分搅拌,用文火烧制 5 分钟左右。把勾兑好的水淀粉倒入,加入鸡精,出锅前淋上香油,即可食用。

功效:健胃消食,补虚养心。适合高血压、冠心病等症引发脑卒中的患者食用。

◈ **萝卜拌香菜**

用料：萝卜 300 克，香菜 25 克，香油、精盐、陈醋、胡椒粉各适量。

制法：将香菜除去杂质，连根洗净后沥干。萝卜洗净（不去皮），切成细丝，加入精盐腌 10 分钟左右，挤干水分，放入沥干的香菜、精盐、醋、胡椒粉、香油，搅拌均匀即可。

功效：健脾开胃，降血糖，降胆固醇。适合高血压、糖尿病等症引发脑卒中并伴有脘腹胀满的患者食用。

◈ **砂锅鲜蘑豆腐**

用料：豆腐 150 克，鲜蘑菇 100 克，虾仁 10 克，香油、精盐、鸡精、白胡椒粉各适量。

制法：将鲜蘑菇洗净，挤去水分，切成薄片。豆腐洗净，切成小块。虾仁洗净后沥干。向锅内倒入适量香油，待油烧热后，下入虾仁爆炒一下即倒入凉水冷却，然后连水倒入砂锅中。将砂锅置于火上，煮开后下入豆腐块、鲜蘑菇片，再下入鸡精、精盐、白胡椒粉调味即可。

功效：降血压，降血脂。适合高血压、动脉硬化等症引发脑卒中的患者食用。

◈ **炝拌绿豆芽**

用料：绿豆芽 300 克，精盐、鸡精、花椒、香油各适量。

制法：绿豆芽用清水洗净，放入沸水中焯一下，捞出后过凉水，沥干水分，装入盘中。把精盐、鸡精撒在盘中的绿豆芽上，调匀。另取适量香油，倒入锅中，武火将油烧热后，放入花椒,花椒炸糊后关火,将糊花椒粒捞出倒掉,将炸好的花椒油浇在绿豆芽上,拌匀后即可食用。

功效:清热败火,利尿除湿。适合冠心病引发脑卒中的患者食用。

◈ 木耳拌三丝

用料:黑木耳 30 克,粉丝 50 克,黄瓜 50 克,马铃薯 20 克,大蒜、精盐、鸡精、米醋、生抽、香油各适量。

制法:把黑木耳和粉丝分别放入水中浸泡,泡透后用沸水焯一下,捞出后过凉水,切丝。把黄瓜和马铃薯洗净,切丝,过沸水,捞出后过凉水,沥干水分备用。大蒜去皮,切成蒜末。把以上材料放入盘中,加入生抽、精盐、米醋、鸡精、香油,搅拌均匀即可食用。

功效:生津止渴,解毒利尿,润肠通便,健脾益气。适合冠心病引发脑卒中的患者食用。

◈ 菠菜瘦肉烧蘑菇

用料:菠菜 300 克,蘑菇 150 克,瘦猪肉 50 克,葱丝、姜丝、蒜片、精盐、鸡精、酱油、米醋、清汤、水淀粉、食用油各适量。

制法:菠菜取梗,清洗干净,切成 3 厘米长的段备用。用手将蘑菇撕成段状,放入沸水中焯一下。猪肉切成薄片,将油烧热,放入肉片、葱丝、姜丝和蒜片,迅速煸炒,待肉熟后,放入菠菜梗和蘑菇段,加入精盐、鸡精、酱油和清汤,改用文火稍炖片刻,加入米醋,用水淀粉勾芡即可。

功效:降压降脂,补气养心。适合高血压、高血脂、冠心病等症引发中风的患者食用。

脑卒中的治疗与调养

◈ **清蒸鲫鱼**

用料：鲜鲫鱼 500 克，绿茶 100 克。

制法：将鱼去鳞、鳃、内脏，洗净。把绿茶塞入鱼腹中。放入蒸锅，不加任何调料，蒸熟即可。每天食用 1 次。

功效：补虚，温胃，降血糖，降血压。适合高血压、糖尿病等症引发脑卒中的患者食用。

◈ **洋葱炒肉丝**

用料：鲜洋葱 100 克，瘦猪肉 50 克，食用油、酱油、精盐各适量。

制法：把猪肉洗净，切成丝。洋葱洗净，切成丝。锅置于火上，注油烧热，下入肉丝炒至熟，再下入洋葱丝略炒，加入酱油、精盐，调好口味即可。

功效：补肾，降血糖，降血压。适合高血压、糖尿病、冠心病等症引发脑卒中的患者食用。

◈ **虾皮豆腐脑**

用料：嫩豆腐 200 克，虾皮 20 克，腌雪里蕻 15 克，葱段、葱末、姜末、精盐、鸡精、料酒、食用油各适量。

制法：虾皮用温水浸泡半小时，冲洗干净，切成末。雪里蕻冲洗干净，切成末。嫩豆腐洗净，搅拌成泥。锅中放入食用油，待油烧至五成热时，将葱末和姜末放进锅中，爆出香味后，将豆腐、虾皮末、雪里蕻末一同倒进锅中翻炒，加入料酒、精盐和鸡精，调拌均匀后，洒上备好的葱段即成。

功效：清火解毒，强心益气。适合高血压、冠心病等症引发脑卒中的患者食用。

◈ 苦瓜炒肉丝

用料：苦瓜 200 克，猪里脊肉 50 克，精盐、鸡精、白糖、淀粉、米醋、料酒、酱油、食用油各适量。

制法：苦瓜清洗干净，去瓤，切成 3 厘米长的丝状备用。猪里脊肉切成与苦瓜丝大小相同的丝状，放入碗中，加入少许精盐和淀粉拌匀。锅置旺火上，倒入食用油，将里脊肉丝入锅煸炒，待肉丝八成熟时，将苦瓜丝入锅一起翻炒，加入精盐、鸡精、白糖、米醋、料酒、酱油等调料，搅拌均匀后出锅即可。

功效：解毒祛热，润燥除湿。适合糖尿病、冠心病等症引发脑卒中的患者食用。

◈ 兔肉炖山药

用料：兔子 1 只，山药 100 克。

制法：将兔子去毛、爪、内脏，洗净切成块，放入锅中，加入适量的水及山药煮熟后食用。

功效：益气消渴，防止血栓的形成。适合糖尿病、冠心病等症引发脑卒中的患者食用。

◈ 火腿拌银耳

用料：银耳 50 克，熟火腿 20 克，大葱、香菜、精盐、鸡精、白糖、香油各适量。

制法：银耳洗去杂质，放在清水中浸泡 40 分钟，切成小块。锅中加入清水和精盐，武火煮沸后，把切好的银耳块放入沸水中，煮2~3分钟，捞出，控干水分，放入盘中，撒上白糖、精盐和鸡精，搅拌均匀备用。将火腿切成1厘米见方的小丁，再分别把大葱和香菜切成末。炒锅中倒入香油，油热后，把火腿丁和大葱一同倒入，煸炒出香味后，将其浇在银耳上，撒上香菜末即可食用。

功效：开胃健脾，健心补虚。适合冠心病引发脑卒中的患者食用。

◈ 芹菜炒牛肉

用料：芹菜250克，牛里脊肉100克，葱末、姜末、精盐、鸡精、淀粉、酱油、料酒、食用油各适量。

制法：芹菜去掉根和叶，抽掉筋，用水清洗干净，切成3厘米大小的条状。锅置火上，倒入清水，用武火煮开，倒入切好的芹菜条，焯3分钟，捞出后用清水过凉，控干水分。牛里脊肉去膜洗净，片成薄片，放入空碗中，加入料酒、酱油、淀粉，搅拌均匀后，让牛里脊肉完全浸在调料里腌制。将锅中残余清水烧干，倒入食用油，烧至六成热，把牛肉片倒入锅中翻炒，加入葱末、姜末，将芹菜条倒入锅中煸炒，倒入酱油、料酒、精盐和鸡精，翻炒均匀后装盘即可。

功效：补血养心，润肠通便。适合冠心病引发脑卒中的患者食用。

◈ 石风丹炖牛肉

用料：牛肉500克，石风丹9~15克，天麻、川牛膝各12克，葱、姜、精盐、鸡精各适量。

制法：将石风丹、天麻、川牛膝洗净，研细，装入纱布袋并扎紧口。牛肉洗净，切成片，与纱布袋、葱、姜一同放入砂锅内，加入适量清水，用武火烧沸，再改用文火炖至牛肉熟烂，拣去纱布袋、葱、姜，加精盐、鸡精调味即可。

功效：祛风除湿，养血舒筋。适合风湿麻痹、半身不遂的脑卒中患者食用。

◈ 北芪炖南蛇

用料：黄芪 60 克，南蛇肉 200 克，姜 3 片，精盐、鸡精、料酒各适量。

制法：将南蛇肉洗净，与黄芪、姜片一同放入锅中，加适量清水炖煮，肉熟后加入精盐、鸡精、料酒调味即可，饮汤食肉。

功效：益气固表，通络化瘀。适合脑卒中后遗症患者食用。

粥汤谱

◈ 兔肉香蕉粥

用料：兔肉、大米各 100 克，香蕉 4 根，姜丝、葱末、精盐、鸡精各适量。

制法：兔肉洗净，切成豆粒大小的丁。大米淘洗干净。香蕉去皮，切成小块，装入盘中备用。锅内加适量水，放入大米，烧沸后加入兔肉、姜丝、葱末、精盐，再煮至粥熟，放入香蕉块稍煮，放入鸡精调味即可。

功效：益气生津，凉血降压。适合高血压引发脑卒中的患者食用。

◉ 腐竹扁豆粥

用料：水发腐竹150克，扁豆50克，红枣15枚，大米50克。

制法：将腐竹切成1厘米长的小段，放入碗中备用。扁豆洗净，大米淘洗干净。红枣洗净，与扁豆同倒入砂锅，加水煨煮至扁豆熟烂，加入大米拌匀，继续煨煮成稠粥，加入腐竹段，用文火煨至粥沸即可。

功效：和中下气，滋阴降压。适合高血压引发脑卒中的患者食用。

◉ 扁豆芝麻粥

用料：大米60克，扁豆50克，芝麻20克，白糖、葱花各适量。

制法：扁豆用温水浸发，芝麻淘洗干净。将大米淘洗干净，同扁豆拌匀入锅，加入适量清水，以武火煮至八成熟，加入芝麻、白糖，待粥稠时放入葱花，调匀即可。

功效：滋肝益肾，健脾降压。适合高血压病引发脑卒中的患者食用。

◉ 胡萝卜莲子粥

用料：胡萝卜200克，大米150克，莲子30克，大枣10枚。

制法：胡萝卜洗净（保留外皮），加水入锅煮熟取其汁。莲子去心，用清水浸泡20分钟。将大枣洗净，去核。

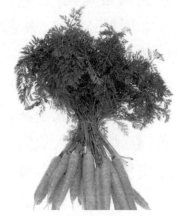

再将胡萝卜汁与莲子、大枣、大米一起入锅,加适量清水,用武火煮沸后,转用文火慢煮至香熟即可。

功效:补脾养肝,强心降压。适合高血压引发脑卒中的患者食用。

◈ **玉米绿豆粥**

用料:玉米粉 150 克,绿豆 100 克。

制法:玉米粉放入海碗中,加水浸透,搅拌成糊。绿豆洗净后入锅,加适量清水,待绿豆煮至烂熟时,把稀玉米糊缓缓倒入,并不断搅拌,以防止黏锅。待粥沸腾后,改用文火略煮即可。

功效:降低血压,止渴清热。适合高血压引发脑卒中的患者食用。

◈ **冬瓜大米粥**

用料:冬瓜 500 克,大米 100 克,葱花、姜末、精盐、鸡精各适量。

制法:冬瓜洗净,去掉表皮及瓜瓤,将瓜肉切碎,放入果汁机中搅打成糊,盛入碗中备用。大米淘洗干净后放入砂锅,加适量水,用中火煨煮成稠粥,粥将成时加入冬瓜糊,拌匀,加葱花、姜末、精盐、鸡精调味,再煮沸即可。

功效:清热解毒,利尿降压。适合高血压引发脑卒中的患者食用。

◈ **芝麻绿豆粥**

用料:芝麻、绿豆各 200 克。

制法：将芝麻和绿豆分别炒熟，研磨成粉，用开水调成粥状即可。每日食用2次，每次50克。

功效：清热解毒，利尿降压。适合高血压引发脑卒中的患者食用。

◈ **玉米粉粥**

用料：大米100克，玉米粉50克。

制法：将玉米粉装入大碗，加冷水调成稀糊。把洗净的大米倒入锅中，加入适量清水，用武火烧沸，改用文火煮至九成熟，再将玉米糊倒入锅中，并不停搅拌直至均匀，用文火煮至粥熟即可。

功效：降低胆固醇，延缓细胞衰老。适合高血压引发脑卒中的患者食用。

◈ **芹菜菠菜粥**

用料：芹菜、菠菜各250克，大米100克。

制法：芹菜、菠菜择洗干净、切成小段。大米淘洗干净备用。把大米及适量清水放入锅中，置于武火上烧开后，改用文火煮30分钟，放入芹菜、菠菜再次煮沸后，开盖煮10分钟即可。

功效：养血散瘀，降血压，降血脂。适合高血压、高脂血症等引发脑卒中的患者食用。

◈ **山楂粥**

用料：山楂40克，粳米60克，白糖适量。

制法：山楂切碎，加水煮熬至果肉烂熟，加入粳米煮粥，待熟时放入适量白糖调味即可。每日分 2 次当点心服食，7 ~ 10 天为 1 疗程。

功效：健脾胃，散瘀血。适合高血压、高血脂、冠心病等症引发脑卒中的患者食用，但脾胃虚弱的患者不宜食用。

◈ 仙人粥

用料：何首乌 30 ~ 50 克，大米 100 ~ 150 克，红枣 3 ~ 5 枚，冰糖适量。

制法：将何首乌放入砂锅内，加适量水，用中火煎煮 20 分钟后去渣留汁。在何首乌汁内加入大米、红枣及适量水，同煮成粥后加入冰糖，拌匀即可食用。每日早晚各服一次，以 5 ~ 7 天为 1 疗程，间隔 5 天再服第 2 疗程。

功效：补肝肾，益精血，健脾胃，乌须发。适合高血脂、高血压、冠心病等症引发脑卒中的患者食用。

◈ 豆浆粥

用料：豆浆汁 500 克，大米 50 克，砂糖或精盐适量。

制法：将豆浆汁、大米同入砂锅内，煮至粥稠，以表面有粥油为度，根据个人口味喜好加入砂糖或精盐即可食用。可在每日早晚温热食用。

功效：补虚润燥。适合高血压、高血脂、动脉硬化、冠心病等症引发脑卒中的患者食用。

◈ 核桃菊花粥

用料：大米 100 克，菊花 15 克，核桃仁 15 克。

制法：菊花洗净，去掉杂质。核桃仁洗净。大米淘洗干净后备用。将大米、菊花、核桃仁一同入锅,加适量清水,置武火上烧开,改用文火煮 1 小时即可。

功效:散风热,补肝肾,降血压,降血糖。适合高血压、糖尿病、冠心病等症引发脑卒中的患者食用。

◈ 山药扁豆粥

用料:鲜山药、大米各 30 克,白扁豆 15 克。

制法:将山药去皮洗净。大米、白扁豆下入锅中,加适量的水,煮至八成熟时放入山药,待山药熟烂,即可食用。

功效:益气养阴,降压止渴。适合高血压、糖尿病等症引发脑卒中的患者食用。

◈ 银耳粥

用料:银耳 20 克,红枣 15 枚,大米 100 克。

制法:银耳用冷水浸泡后洗净,撕开,放入碗中备用。红枣洗净,去核,与淘洗干净的大米一同倒入锅中,加水煨煮至半熟时,放入涨发好的银耳,继续用文火同煨至粥熟烂即可。

功效:滋阴生津,益气降压。适合高血压、糖尿病等症引发脑卒中的患者食用。

◈ 菠菜粥

用料:大米、菠菜各 50 克。

制法:将菠菜洗净后切成段。将大米淘洗干净后煮粥,待粥熟时加入菠菜煮熟即可。可作为早餐食用。

功效:养血活血,清热润肠。适合高血压、动脉硬化等症引发脑卒中的患者食用。

◈ **茄子粥**

用料：茄子 200 克，肉末 50 克，大米 100 克，葱花、姜末、精盐、鸡精、植物油、黄酒各适量。

制法：茄子洗净，切成丝，沸水焯一下，沥去水分备用。炒锅置火上，注入植物油，烧至七成热时，加葱花、姜末煸香，加肉末、黄酒，熘炒至肉将熟时，加入茄丝翻炒片刻，盛盘备用。将大米淘洗干净，放入砂锅，加适量水煨煮成稠粥，粥将成时，拌入茄丝、肉末，加精盐、鸡精，再煮至粥沸即成。

功效：清热活血，利尿降压。适合高血压、冠心病、动脉硬化等症引发脑卒中患者食用。

◈ **八宝玉米糊**

用料：细玉米面 100 克，花生米 30 克，芝麻仁 20 克，核桃仁 20 克，大枣、果脯各 10 克，白糖、食用油各适量。

制法：将玉米面放入碗中，用温水调成糊状。在锅内加入凉水煮沸，将搅拌好的玉米面缓慢倒入水中，搅拌均匀，煮成玉米糊状。炒锅中倒入适量食用油，把花生米炒熟，再放入核桃仁和芝麻仁，用文火翻炒，炒热后盛出，用擀面杖碾碎备用。把枣和果脯切成碎末，和花生、芝麻仁、核桃仁的碎粒一同倒入玉米糊中，用文火煮 5 分钟即可食用。

功效：益气补血，降压。适合高血压、冠心病等症引发脑卒中的患者食用。

◈ **萝卜糯米粥**

用料：白萝卜 500 克，糯米 50 克。

制法：把白萝卜洗净放入锅中煮熟，取其汁加入糯米中，再加入适量的水煮成粥。可以在早、晚餐食用。

功效：降血糖。适合糖尿病引发脑卒中的患者食用。

◈ **海参粥**

用料：大米 60 克，海参 15 克，葱、姜、精盐各少许。

制法：将海参泡发后洗净，切块。大米淘洗干净，放入锅中，再加入海参、葱、姜、精盐、适量清水，熬煮至熟即可。

功效：滋阴润燥，补气生血。适合老年冠心病、动脉硬化、糖尿病等症引发脑卒中的患者食用。

◈ **牡蛎珍珠母粥**

用料：牡蛎、珍珠母各 50 克，大米 100 克。

制法：把珍珠母与牡蛎放入锅中，加水 500 毫升煮沸，滤渣取汁，加入大米同煮成粥即可。每天两次，可在早、晚餐食用。

功效：平肝潜阳。适合脑卒中患者食用。

◈ **黄芪桂枝粥**

用料：大米 100 克，黄芪 15 克，炒白药、桂枝各 10 克，大枣 5 枚，姜 3 片。

制法：把黄芪、炒白药、桂枝、姜片一同用清水煎煮，滤渣取汁，将药汁同大米、大枣同煮为稀粥即成。每日食用 1 次，3 周为 1 个疗程，连续服用 2～3 个疗程。

功效：益气养血，温经通络。适合肢体麻木、半身不遂的脑卒中患者食用。

◈ **冬瓜番茄汤**

用料：冬瓜 250 克，番茄 150 克，葱段适量。

制法：冬瓜洗净，去瓤，连皮切成方块。番茄洗净，用开水烫一下，去皮切成片。把冬瓜块放入锅中，加入适量的清水，炖至将熟时加入番茄片、葱段，煮熟即可。

功效：健脾消食，利尿活血。适合动脉粥样硬化、心脏病、糖尿病等症引发脑卒中的患者食用。

◈ **海蜇荸荠汤**

用料：海蜇头 60 克，荸荠 60 克。

制法：先将蜇头漂洗去咸味，荸荠去皮，两者加水同煮即可。可随时饮用。

功效：清热解毒，补心益脑。适合脑卒中患者食用。

◈ **芦笋鲍鱼汤**

用料：鲍鱼 100 克，芦笋 100 克，青豆 25 克，精盐、鸡精、香油、高汤少许。

制法：将鲍鱼洗净后切成片。将芦笋洗净切成小段。青豆洗净。锅置于火上，加入鲍鱼、青豆、芦笋、高汤和适量精盐，烧开后撇去浮沫，最后放入鸡精，淋上香油即可。

功效：滋阴壮阳，降血压。适合高血压、高血脂引发脑卒中的患者食用。

◈ **虾仁汤**

用料：虾仁 100 克，鲜豌豆苗 150 克，鸡蛋清 1 个，精盐、

脑卒中的治疗与调养

鸡精、淀粉、胡椒粉、料酒、香油、鸡汤各适量。

制法：把新鲜的豌豆苗择净，用水清洗后备用。虾仁挑掉虾线，放入碗中，加入适量淀粉、精盐、鸡精和鸡蛋清，搅拌均匀。锅中倒入鸡汤，再加入料酒、精盐和鸡精，用武火煮沸后，将裹上糊的虾仁放入锅中，再放入豌豆苗，轻轻搅拌，撇去浮沫，洒上胡椒粉和香油即可。

功效：健脾养胃，活血化瘀。适合冠心病引发脑卒中的患者食用。

◈ **鲤鱼汤**

用料：鲤鱼 150 克，荜茇 5 克，花椒 15 克，葱、姜、香菜、料酒、醋、精盐、鸡精各适量。

制法：把鲤鱼去鳞、鳃、肠杂，洗净后切成小块。葱、姜洗净切成丝。香菜洗净切成段。把鱼块、荜茇、葱丝、姜丝放入锅中，加入适量的水，用武火烧开后，转用文火煮约 40 分钟，加入花椒、香菜段、精盐、鸡精、料酒，调好口味即可。

功效：补肾，温中，降压。适合脑卒中患者食用。

◈ **何首乌鲤鱼汤**

用料：活鲤鱼 250 克，何首乌 10 克，精盐、鸡精、小茴香粉各适量。

制法：何首乌洗净放入锅中，加入 1000 毫升清水，文火煎煮约 1 小时，待汤水减半时滤渣取汁备用。鲤鱼去内脏，保留鱼鳞，洗净切成段，放入锅中加适量清水，武火煮沸，再改用文火煮 2 小时左右，至鱼鳞、鱼骨酥软时，加入何首乌汁，烧煮片刻，放入小茴香粉、精盐、鸡精，调味即成。

功效：补肝益肾，健脑益智，润肠通便。适合脑卒中患者食用。

◈ **阿胶鲢鱼头补脑汤**

用料：鲢鱼头一个（约 250 克），豆腐 150 克，阿胶 20 克，熟地黄 30 克，葱、姜、精盐、鸡精、醋各适量。

制法：将鲢鱼头去鳞、鳃，清水洗净。豆腐洗净切片。将鱼头、豆腐、熟地黄、葱、姜一起放入砂锅，加入适量醋，用文火慢炖，待汤汁浓稠、鱼头将熟时加入用热水化好的阿胶，再炖 15 分钟，加入精盐、鸡精，调好口味即可。

功效：养血填精，补脑益智。适合脑卒中患者食用。

◈ **牛筋当归汤**

用料：牛蹄筋 50 克，当归 50 克，葱、姜、精盐、鸡精各适量。

制法：将牛蹄筋剔除杂肉，与当归、葱、姜一同放入砂锅中，加入适量清水，用文火炖至蹄筋酥烂，拣出当归、葱、姜，加入精盐、鸡精调味即可。食筋饮汤，每日食用 1 次，15 天为 1 个疗程。

功效：养血活络，补肝强筋。适合脑卒中后遗症患者食用。

◈ **黄芪猪排汤**

用料：猪大排 500 克，黄芪 90 克，白芥子 10 克，益智仁 10 克，草果 2 个，葱、姜、精盐、鸡精、料酒各适量。

制法：将白芥子、益智仁装入纱布口袋封好。猪大排洗净,用温水汆一下,撇去油沫,与黄芪、纱布袋、草果一起放入锅中,加清水至大排淹没,用文火炖至肉烂熟,拣出黄芪、纱布袋、草果,加入调味品,食肉喝汤。

功效:益气固表,止口角流涎。适合中风后遗症患者食用。

◉ 何首乌巴戟天兔肉汤

用料:兔肉 500 克,制何首乌、巴戟天、花生米各 30 克,姜 4 片,精盐、鸡精、料酒各适量。

制法:制何首乌、巴戟天、花生米洗净备用。兔肉去肥脂,洗净,切块,开水略焯。将以上处理好的材料一同放入锅内,加姜片及适量清水,用武火煮沸后改用文火煮 2～3 小时,肉熟烂后放入精盐、鸡精、料酒调味即成。

功效:补益肝肾,强筋壮骨。适合腰膝酸软、下肢疼痛的脑卒中后遗症患者食用。

茶 饮

◉ 黑豆饮

用料:黑豆 500 克。

制法:把黑豆加水入砂锅中煮至汤汁浓稠即成。每日 3 次,每次饮用 15 毫升。

功效:活血通络,溶解血栓。适合脑卒中言语塞涩的患者饮用。

◈ **菊花茶**

用料：菊花 60 克。

制法：每次取菊花适量,用热水冲泡饮用。

功效：扩张血管, 降血压。适合高血压引发脑卒中的患者饮用。

◈ **冬瓜饮**

用料：冬瓜 100 克。

制法：将冬瓜洗净放入锅中, 稍加水煮熟, 取其汁饮用。每天 3 次,可经常服用。

功效：清热解渴, 降血压。适合高血压、糖尿病、动脉粥样硬化、冠心病等症引发脑卒中的患者饮用。

◈ **洋葱饮**

用料：洋葱 100 克。

制法：将洋葱洗净放入锅中,加入适量的水,煎取其汁即可。

功效：降血压,降血糖,降血脂。适合高血压、糖尿病、心脏病等症引发脑卒中的患者饮用。

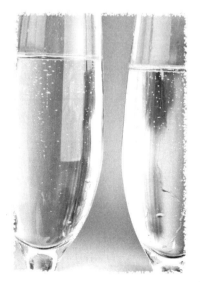

◈ **乌梅茶**

用料：乌梅 15 克。

制法：把乌梅用开水泡后, 代茶饮。每天 1 剂,分数次饮用。

功效：养阴止渴。适合糖尿病

引发脑卒中的患者饮用。

◈ **红果蜜**

用料：蜂蜜 100 毫升，鲜山楂片 300 克。

制法：将蜂蜜倒入锅内烧沸，投入鲜山楂片，搅拌至熟即可。每次服 6～10 克，每日服 3 次。

功效：活血化瘀，软化血管，降血脂，降血压。适合动脉粥样硬化、冠心病、高血压等症引发脑卒中的患者饮用。

◈ **银杏五味饮**

用料：银杏叶 500 克，五味子 250 克，大枣 250 克，冰糖 50 克，蜂蜜 1000 毫升。

制法：将银杏叶、五味子、大枣洗净，加水煎 3 次，滤渣，浓煎至 1000 毫升，加入冰糖，再用文火熬煮 30 分钟，冷却后加入蜂蜜拌匀。每次早、晚饭后取两茶匙，用开水冲服，3 个月为 1 疗程。

功效：活血祛瘀，通络降压。适合脑卒中患者饮用。

◈ **明杞菊花饮**

用料：决明子、枸杞子、菊花、山楂片各 30 克。

制法：将上述材料一同用水煎至沸腾即可，代茶饮。

功效：平肝降压，明目活血。适合高血压、动脉粥样硬化等症引发脑卒中的患者饮用。

◈ **罗布麻山楂饮**

用料：罗布麻叶 6 克，山楂片 15 克，五味子 5 克。

制法：将三者一同用沸水冲泡后，代茶饮。

功效：清热平肝，降压去脂。适合高血压、高血脂等症引发脑卒中的患者饮用。

◈ 黑豆独活饮

用料：黑豆 100 克，独活 15～20 克，米酒少许。

制法：把黑豆、独活放入锅中，加入清水 3～4 碗，煎成 1 碗汤，滤渣取汁。饮用时加米酒温服，每天 1 次或 2 次。

功效：祛风，通经，活血。适合脑卒中患者饮用。

◈ 枸杞冬花茶

用料：枸杞子、麦冬各 10 克，红花 5 克。

制法：将三者放入杯中，用沸水冲泡。每日 1 次，代茶饮。

功效：补肾养阴，活血散瘀。适合脑卒中后遗症患者饮用。

药 酒

◈ 复方淫羊藿酒

用料：淫羊藿、巴戟天、鸡血藤各 50 克，白酒 1000 毫升。

制法：将淫羊藿、巴戟天、鸡血藤共研为粗末，装入纱布袋内，扎口，放入白酒内浸泡。14 天后取出药袋，压榨取液，然后将药液与药酒混合静置，过滤后即可饮用。每次口服 20 毫升，每日服 2 次。

功效：补肾强筋，活血通络。适合脑卒中偏瘫、肢体麻木拘挛的患者服用。

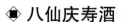

◈ **八仙庆寿酒**

用料：川乌、草乌、当归、薄荷、炮姜、竹叶、陈皮、甘草各30克，红糖1000克，醋500毫升，清水2000毫升，烧酒5000毫升。

制法：将前8味药物研成细末，一同装入粗布袋中，与烧酒、红糖、醋及清水一起密封浸泡7小时，然后隔水加热2小时，待凉后取出药袋，过滤后即可饮用。每次饭前口服10毫升，每日服用3次。

功效：活血祛风，散寒健脾。适合脑卒中半身不遂、风寒筋骨酸痛的患者服用。

◈ **白花蛇药酒**

用料：白花蛇肉30克，当归、防风、羌活、白芷、天麻、赤芍、甘草、鸡血藤、乳香、没药、红花、菊花、木瓜各15克，马钱子（炙）、血竭各9克，全蝎6克，白酒2500毫升，白糖1000克。

制法：将上述全部药材与白酒、白糖共置于容器内，密封后放入锅中隔水加热3个小时，待冷却后过滤去渣即可，每日早晚各服1次，每次饮用15～20毫升，温服。

功效：通经活络、祛风除湿。适合脑卒中半身不遂、口眼㖞斜的患者服用。全蝎、马钱子有一定毒性，不宜增量饮用，孕妇忌服。

◈ **换骨酒**

用料：茯苓、蚕砂各90丸，甘草、槟榔、白附子、益智厂、天麻、山茱萸、肉苁蓉、蛇床子、狗脊、菟丝子各30克，郁杏仁、附子、何首乌、防风、瓜蒌、牛膝、牛蒡子根、菊花、黄芪、杜仲、石菖蒲、牡蛎、牡丹皮、枸杞子、羌活、鼠黏子、天雄、干姜、苍耳子、紫菀、白术、桔梗、白花蛇各 15 克,狗骨 30 克,白酒15 000 毫升。

制法:将上述全部药材入臼捣成粗末,装入纱布袋封口,与白酒一同密封浸泡,春、夏季浸泡 14 天,秋、冬季浸泡 21天,即可服用。每次温服 20~40 毫升,每日服用 3 次。

功效:益精补虚,活血祛风。适合脑卒中半身不遂、肌肉萎缩的患者服用。

◈ 葛根桂枝酒

用料:葛根、炒白芍各 50 克,桂枝、丹参各 30 克,甘草10 克,白酒 500 毫升。

制法:将前 5 味药材捣粗末,加入白酒置容器中,密封浸泡 5~7 天后,过滤去渣即可饮用。每次温服 15~20 毫升,每日服 3 次。

功效:祛风通络,舒筋缓急。适合脑卒中项背强直、四肢拘挛的患者服用。

◈ 豆屎酒

用料:黑豆 500 克,鸡屎白 200 克,白酒 2000 毫升。

制法:将白酒置容器中备用,把黑豆和鸡屎白同炒令烟出,然后趁热投入酒中,密封浸泡 48 天,过滤去渣后即可服用。服用时应徐徐灌服,剂量以功效为度。

功效:活血祛风,温经通窍。适合脑卒中口噤的患者服用。

◼ 复方黑豆酒

用料：黑豆 250 克，丹参、桂枝、制川乌各 150 克，黄酒 3000 毫升。

制法：将黑豆炒熟趁热投入适量黄酒中（即为豆淋酒）。把丹参、桂枝、制川乌捣粗碎，同剩余黄酒共置容器中，再倒入豆淋酒，密封，用文火煨，至酒约减半，去渣取酒即可。每次温服 20～30 毫升，每日早、中、晚及临睡时各服 1 次。

功效：活血祛瘀，利湿除痹，温经通络。适合脑卒中半身不遂的患者服用。

◼ 全蝎酒

用料：全蝎、僵蚕、白附子各 30 克，白酒 250 毫升。

制法：将 3 味药材捣碎，与白酒共置容器中，密封浸泡 3～7 天，过滤去渣即可。每次服用 10～15 毫升，每日服用 2 次。

功效：祛风通络，化痰止痉。适合脑卒中口眼㖞斜、面瘫的患者服用。

◼ 独活牛膝酒

用料：火麻仁（炒香）、花椒（去椒目及闭口者炒出汁）各 50 克，独活、肉桂、防风、制附子、牛膝各 30 克，白酒 1500 毫升。

制法：将 7 味药材捣碎，置容器中，加入白酒，密封浸泡约 7 天，过滤去渣即可服用。每次温服 30～50 毫升，每日三餐前及临睡前各服 1 次。

功效：祛风除湿，温经通络。适合半身不遂、骨节疼痛的脑卒中患者服用。

◈ **牛膝酒**

用料：晚蚕砂（微炒）60 克，天冬 45 克，牛膝、秦艽、薏苡仁、独活、制附子、五加皮、桂心、丹参、杜仲、酸枣仁、淫羊藿各 30 克，细辛 15 克，白酒 10 000 毫升。

制法：将 14 味药材研成粗末，放入布袋，与白酒共置容器中，密封浸泡 7 天后，过滤去渣即可。每次温服 10 ~ 15 毫升，可随时服用。

功效：祛风湿，补肾阳，舒筋活络。适合脑卒中患者服用。

◈ **复方白花蛇酒**

用料：赤芍、当归、独活各 100 克，天麻 60 克，白花蛇、炙全蝎各 30 克，糯米 2500 克，酒曲适量。

制法：将糯米蒸熟，拌入酒曲，依照传统方法酿酒，酿好后备用。将 6 味药材研为粗末，装入布袋，置容器中，加入酿好的酒，密封，隔水煮沸，然后将容器埋入地下 7 天，取出过滤去渣即可。每次温服 30 ~ 50 毫升，每日服用 2 次。

功效：祛风通络，平肝止痛。适合脑卒中偏瘫、口眼㖞斜、风湿痹痛的患者服用。

◈ **黄芪酒**

用料：防风 120 克，黄芪、川芎、炙甘草、细辛、山茱萸、制附子、秦艽、干姜、当归、制川乌、人参各 90 克，独活、桂心、花椒、牛膝、白术、豉根各 9 克，白酒（醇酒）8000 毫升。

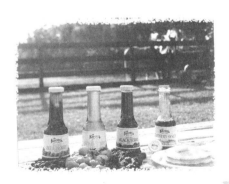

制法：将 18 味药材研细，放入布袋，与酒共置容器中，密封浸泡 37 天后，过滤去渣即可。每次温服 10～15 毫升，服用不拘时。

功效：补脾胃，祛风湿，舒经活络，温经止痛。适合中风患者服用。

◈ **复方松节酒**

用料：金银花、松节各 60 克，生地黄、熟地黄、枸杞子、木通、牛膝、川芎、薏苡仁、当归各 30 克，五加皮、苍术各 15 克，川乌、草乌、甘草、黄柏各 8 克，白酒 2000 毫升。

制法：将 16 味药材切成薄片或捣碎，装入布袋，置容器中，加入白酒，密封浸泡 14 天后，过滤去渣即可。每次服用 30 毫升，每日服用 3 次。

功效：扶正祛邪，活血通络。适合中风半身不遂、日夜骨痛的患者服用。

◈ **健足酒**

用料：当归、炒白芍、生地黄、牛膝、秦艽、木瓜、黄柏（盐炒）、杜仲（姜炒）、防风、陈皮各 50 克，川芎、羌活、独活各 40 克，白芷 35 克，槟榔、油松节各 25 克，肉桂、甘草各 10 克，白酒 1500 毫升。

制法：将上述药材切碎，入布袋，置容器中，加入白酒，密封，放入盛水锅中，隔水煮 1 小时，取出，浸泡 3 日后，过滤去渣即可。久痛者可加制附子 30 克，苍术（炒）40 克入药。每服用 30～50 毫升，每日服 2 次或随量服用。

功效：祛风除湿，舒筋活络。适合中风患者服用。